Kohlhammer

Einsatz Notaufnahme

Hrsg. von Tim Halfen und Kevin Alvarez Losada

Eine Übersicht aller lieferbaren und im Buchhandel angekündigten Bände der Reihe finden Sie unter:

https://shop.kohlhammer.de/einsatz-notaufnahme

Die Autoren

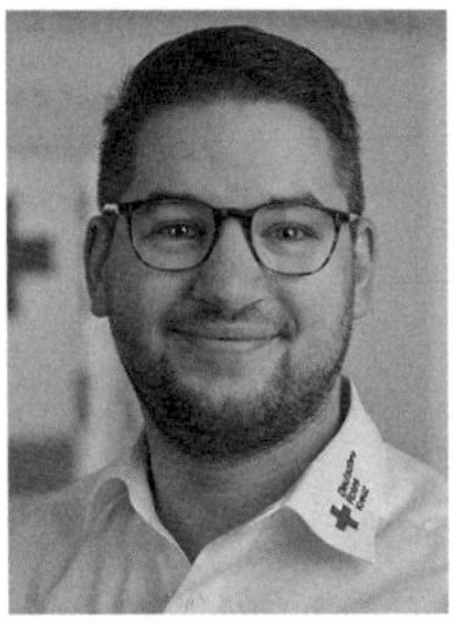

Tim Halfen, Fachgesundheits- und Krankenpfleger für Intensivpflege und Anästhesie, Rettungssanitäter, Leitung des Bildungswerks des DRK Bundesstadt Bonn, cand. B. Sc. Pflegepädagogik.

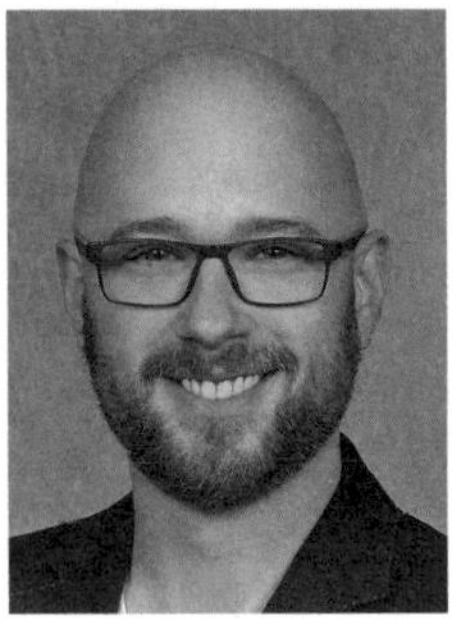

Kevin Alvarez Losada, Fachgesundheits- und Krankenpfleger für Intensivpflege und Anästhesie, Bildungsreferent des Bildungswerks des DRK Bundesstadt Bonn.

Tim Halfen/Kevin Alvarez Losada

Lehrbrief Überwachungstechnik

Verlag W. Kohlhammer

Pharmakologische Daten verändern sich ständig. Verlag und Autoren tragen dafür Sorge, dass alle gemachten Angaben dem derzeitigen Wissensstand entsprechen. Eine Haftung hierfür kann jedoch nicht übernommen werden. Es empfiehlt sich, die Angaben anhand des Beipackzettels und der entsprechenden Fachinformationen zu überprüfen. Aufgrund der Auswahl häufig angewendeter Arzneimittel besteht kein Anspruch auf Vollständigkeit.

Die Wiedergabe von Warenbezeichnungen, Handelsnamen und sonstigen Kennzeichen berechtigt nicht zu der Annahme, dass diese frei benutzt werden dürfen. Vielmehr kann es sich auch dann um eingetragene Warenzeichen oder sonstige geschützte Kennzeichen handeln, wenn sie nicht eigens als solche gekennzeichnet sind.

Es konnten nicht alle Rechtsinhaber von Abbildungen ermittelt werden. Sollte dem Verlag gegenüber der Nachweis der Rechtsinhaberschaft geführt werden, wird das branchenübliche Honorar nachträglich gezahlt.

Dieses Werk enthält Hinweise/Links zu externen Websites Dritter, auf deren Inhalt der Verlag keinen Einfluss hat und die der Haftung der jeweiligen Seitenanbieter oder -betreiber unterliegen. Zum Zeitpunkt der Verlinkung wurden die externen Websites auf mögliche Rechtsverstöße überprüft und dabei keine Rechtsverletzung festgestellt. Ohne konkrete Hinweise auf eine solche Rechtsverletzung ist eine permanente inhaltliche Kontrolle der verlinkten Seiten nicht zumutbar. Sollten jedoch Rechtsverletzungen bekannt werden, werden die betroffenen externen Links soweit möglich unverzüglich entfernt.

1. Auflage 2022

Gesamtherstellung: W. Kohlhammer GmbH, Stuttgart

Print:
ISBN 978-3-17-041324-5

E-Book-Formate:
pdf: ISBN 978-3-17-041325-2

Inhalt

Abkürzungsverzeichnis

bpm	beats per minute/Schläge pro Minute
CO	Kohlenstoffmonoxid
CO_2	Kohlenstoffdioxid
CPP	cranial perfusion pressure/kranialer Perfusionsdruck
CPR	Kardiopulmonale Reanimation
CT	Computertomographie
EKG	Elektrokardiogramm
ERC	European Resuscitation Council
EVD	externe Ventrikeldrainage
GCS	Glasgow-Coma-Scale
Hb	Hämoglobin
HCO_3	Hydrogencarbonat
HZV	Herzzeitvolumen
ICP	intracranial pressure/intrakranialer Perfusionsdruck
MAD	mittlerer arterieller Druck
Met-Hb	Methämoglobin
mmHg	Millimeter-Quecksilbersäule
NiB	non invasiv bloodpressure/nichtinvasive Blutdruckmessung
O_2	Sauerstoff
PEA	pulslose elektrische Aktivität
RR	Riva Rocci (Blutdruck)
sec.	Sekunde
SHT	Schädelhirntrauma
SpCO	pulsoxymetrisch gemessene Kohlenstoffmonoxidsättigung
SpO_2	pulsoxymetrisch gemessene Sauerstoffsättigung
WHO	World Health Association/Weltgesundheitsorganisation
ZVD	Zentraler Venendruck/zentralvenöser Druck

Zum Einsatz des Lehrbriefs

Lehrbriefe haben ihren Ursprung im Fernunterricht. Sie handeln nicht einfach den Lernstoff zu einem bestimmten Thema ab, sondern möchten es dem Lernenden ermöglichen, sich ein Thema selbständig zu erarbeiten und sich somit im je individuellem Tempo optimal auf eine Prüfung vorzubereiten.

Unsere neue Reihe »Einsatz Notaufnahme« möchte allen, die eine Weiterbildung in der Notfallpflege absolvieren oder sich anderweitig auf den Einsatz in einer Notaufnahme vorbereiten *komprimiert, präzise und prägnant* mit den notwendigen Themengebieten vertraut machen.

Neben dem prägnanten Lernstoff zu einem Thema finden Sie folgende didaktische Elemente in unseren Lehrbriefen, die Ihnen das selbständige Verinnerlichen des Lernstoffs erleichtern:

Definitionen

Hier werden Fachbegriffe erläutert.

Infoboxen

Hier wird Hintergrundwissen prägnant zusammengefasst.

Fallbeispiele

Hier werden typische Fälle aus der Praxis veranschaulicht.

Lernzusammenfassung

Erfolgt immer am Ende eines Kapitels.

Reflexionsfragen

Stehen am Ende des Lehrbriefs und ermöglichen die selbständige Abfrage prüfungsrelevanten Wissens.

Wir wünschen Ihnen viel Spaß und Erfolg beim Erarbeiten des folgenden Lehrbriefs zur Überwachungstechnik.

Dieser Lehrbrief gehört:

____

Name, Vorname

____

Institution

____

Aus-/Weiterbildungsmaßnahme

Die Welt der klinischen Überwachung

In Notfallsituationen ist es gängig, dass der Mensch im Mittelpunkt steht und jede unserer verfügbaren Ressourcen erhält. Nicht nur die individuelle Betreuung ist nötig um Hilfe zu leisten, ebenso die Suche nach der Ursache und die Behebung dieser Ursache.

Die Pflegenden müssen hier nicht nur ihre Sinne einsetzen, sondern haben auch diverse technische Überwachungsmöglichkeiten, welche nicht nur korrekt eingesetzt, sondern ebenso sorgsam interpretiert werden müssen. Um jederzeit alle relevanten Informationen von Ihrem Patienten zu erhalten, stehen Ihnen mehrere technische Hilfen zur Verfügung. Die Folgenden erheben keinen Anspruch auf Vollständigkeit, bilden aber die häufigsten und relevantesten Methoden der klinisch-technischen Überwachung.

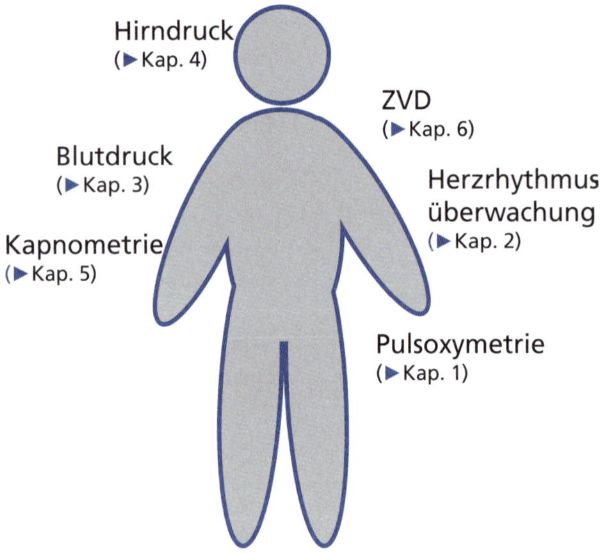

Eigene Notizen

1 Wie funktioniert die Pulsoxymetrie?

»Was ist das?« – »Rotes Licht!«
»Und was macht es?«
»Es leuchtet rot!«

Wer kennt diese Frage durch überwachte Patienten oder deren Angehörigen nicht. Doch was macht das Pulsoxymeter eigentlich und wie funktioniert es?
Bei der Pulsoxymetrie handelt es sich um ein Verfahren zur nichtinvasiven perkutanen Messung der arteriellen Sauerstoffsättigung.
Um zu verstehen, wie die Pulsoxymetrie genau funktioniert, müssen wir uns kurz einmal den Transport von Sauerstoff im menschlichen Körper in Erinnerung rufen.
In den Alveolen der Lunge werden mittels Diffusion O_2-Moleküle an das Blut abgegeben. Für den Transport müssen diese Moleküle an einen festen Bestandteil des Blutes gebunden werden.
Hier kommt das Hämoglobin zum Einsatz.
Mit O_2 beladenes Hämoglobin verfärbt sich von Dunkelrot nach Hellrot. Eben diese Farbveränderung lässt sich durch die Absorption des Infrarotlichtes messen und daraus die prozentuale Konzentration von mit O_2 beladenem Hämoglobin im Blut errechnen.
Da sich der Sauerstoffgehalt des Kapillarblutes im Rhythmus der Pulsschläge ändert, lässt sich mit der Pulsoxymetrie ebenfalls die Pulsfrequenz in der Messregion ermitteln.
Die Anlage des SpO^2-Sensors sollte an einer möglichst dünnen und gut mit Licht zu durchstrahlenden Körperstelle erfolgen. Die wohl am häufigsten verwendeten Messstellen sind die Finger (mittels Fingerclip), Nasenrücken und Ohrläppchen. Bei Kleinkindern sollte auch die Fußsohle in Betracht gezogen werden.

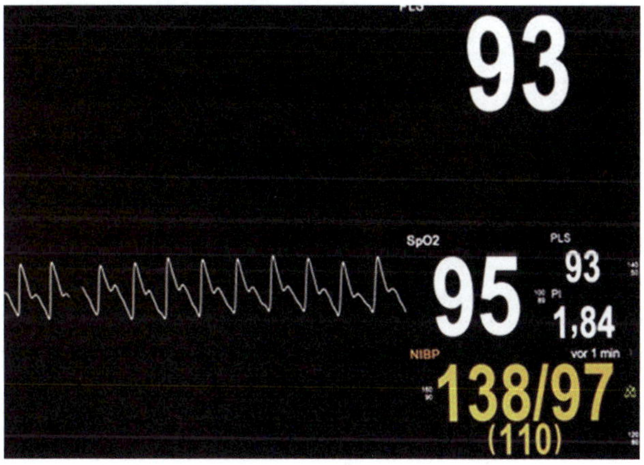

Abb. 1.1 SpO_2

> Bei der nichtinvasiven Messmethode kann es durch eine Vielzahl von Einflüssen zu einer Verfälschung der Messwerte kommen.

Besonders häufig treten Messfehler auf bei:

- Patienten mit künstlichen oder lackierten Fingernägeln.
  Da durch den Lack und/oder die Acrylfingernägel die Resorption des Infrarotlichts verändert wird.
- Patienten mit einer Hypoperfusion der peripheren Kapillargefäße.
  Beispielsweise bei Patienten im Schock oder einer Hypothermie.
- Patienten, die motorisch unruhig sind.
  Beispielsweise durch einen Tremor, Kältezittern oder Verwirrtheitszustände.
- Patienten, bei denen die Messung während des Transportes durchgeführt wird.
  Hierbei kann es durch Erschütterungen zu Artefakten in der Messung kommen.

> Bei Patienten, bei denen der Verdacht auf eine CO-Intoxikation besteht, sollte die nichtinvasive Messung nicht als sicher angesehen werden. Normale SpO_2-Messgeräte können nur messen, wie viel Hämoglobin (Hb) gesättigt ist. Hierbei können die Messgeräte jedoch nicht differenzieren, ob es sich um mit O_2 gesättigtes Hb oder Met-Hb handelt. Kohlenmonoxid (CO) weist eine 200–300-fach (Silbernagl & Despapoulos, 2000) höhere Affinität zu Hämoglobin auf als Sauerstoff (O_2), was dazu führt, dass sich das Hämoglobin leichter mit CO sättigt als mit O_2 (Leuwer & Adams, Kohlenmonoxid (CO), 2010) Bereits das Vorhandensein geringer CO-Mengen in der Atemluft sorgt für eine Verdrängung von O_2 vom Hb und somit für eine Oxydation des Hb zu Met-Hb. Daher sollte bei solchen Patienten immer eine invasive Messung via Blutgasanalyse und/oder die Messung mit einem Speziellen SpCO oder SpMet-Messgerät erfolgen.

Met-HB und CO-Hb

Das normale Hämatin besteht aus einer Eisensulfat (Fe2+)-Bindung und hat daher die Möglichkeit bis zu vier O_2-Moleküle an sich zu binden und zu transportieren. Wird diese Eisensulfat-Verbindung jedoch mit CO oder anderen exogene Oxydantien (z. B. Nitrate) verbunden, oxidiert diese zu einer Eisenoxid (Fe3+)-Verbindung. Solche Eisenoxid-Bindungen lassen sich im Blut je nach Ursache als Met-Hb oder CO-Hb messen. Das Met-Hb und CO-Hb sind aufgrund der durch die Oxydation herbeigeführten strukturellen Veränderung nicht mehr in der Lage O_2 zu binden und zu den Zellen zu transportieren. Daher kann es bei höherer Konzentration von Met-Hb im Rahmen einer Intoxikation oder Erkrankung zu einer Methämoglobinämie kommen, die eine anämische Hypoxie verursacht (Silbernagl & Despapoulos, 2000).

Lernzusammenfassung

- Bei der Pulsoxymetrie handelt es sich um ein Verfahren zur nichtinvasiven perkutanen Messung der arteriellen Sauerstoffsättigung.
- Bei Verdacht auf eine CO-Intoxikation sollte die nichtinvasive Messung nicht als sicher angesehen werden.
- Die Pulsoxymetrie misst den Anteil an mit O_2-Molekülen beladenen Hämoglobin.

Eigene Notizen

2 Welche Möglichkeiten zur Herzrhythmusüberwachung gibt es?

Die bekannteste Möglichkeit der klinisch-technischen Überwachung ist das EKG (Elektrokardiogramm). Häufig in grün dargestellt (wobei die Farbzuordnung frei wählbar ist) und mehr oder minder rhythmisch. Der bekannte »Piepton« kann als Ursprungsquelle, je nach Einstellung des Monitors, das EKG oder die Pulsoxymetrie haben. Die verschiedenen Messorte machen eine akustische Analyse schwieriger und nicht zuverlässig.

Die im Rahmen der Reizweiterleitung vorhandenen elektrischen Ströme am Myokard können in abgeschwächter Form auf der Hautoberfläche gemessen werden. Dies passiert mittels Elektroden, die in vorgegebener Reihenfolge auf die Haut geklebt werden und dann mit einem Kabel mit dem EKG-Gerät verbunden werden. Dieses stellt die gemessenen Spannungsdifferenzen in Form eines Elektrokardiographen dar.

2.1 Der Elektrokardiograph

Um die genauen Darstellungen des Graphen zu verstehen, sollte man sich parallel die Reizweiterleitung am Myokard ansehen. Als Ausgangspunkt dient der Sinuskonten in seiner Funktion als primärer Schrittmacher. Dieser ist an der Hinterwand des rechten Vorhofs (Atrium Dexter) nahe der Einmündung der Oberen Hohlvene (V. cava superior) lokalisiert.

Vom Sinusknoten aus wird die Erregung über die internodalen Bahnen zum AV-Knoten übergeleitet, welcher sich in der Wand des rechten Atriums befindet. Der Sinusknoten besitzt eine Grundfrequenz von ca. 100 bpm, welche durch den Parasympathikus zur bekannten Ruhefrequenz von 60–80 bpm gedrosselt wird. Obwohl der AV-Knoten ebenfalls in der Lage ist sich spontan zu erregen wird dies in der Regel durch die Erregung des Sinuskonten unterdrückt. Daher liegt seine Hauptaufgabe darin die Erregung des Sinuskonten zu verzögern, um den Vorhöfen und Kammern die Möglichkeit zu geben, sich ausreichend zu entleeren. Sollte es zu einem Ausbleiben der Erregung des Sinusknoten kommen fungiert der AV-Knoten als sekundärer Schrittmacher mit einer Frequenz von 45–60 bpm. Von hier aus verläuft die Reizweiterleitung über das HIS-Bündel und die Tawara-Schenkel durch das Septum zu den Purkinje-Fasern und breitet sich so über das restliche Herz aus.

Ein normales Elektrokardiogramm zeigt eine Vielzahl an Zacken und Linien. Diese werden eingeteilt in P, Q, R, S, T, U, und die sogenannte isoelektrische Linie.

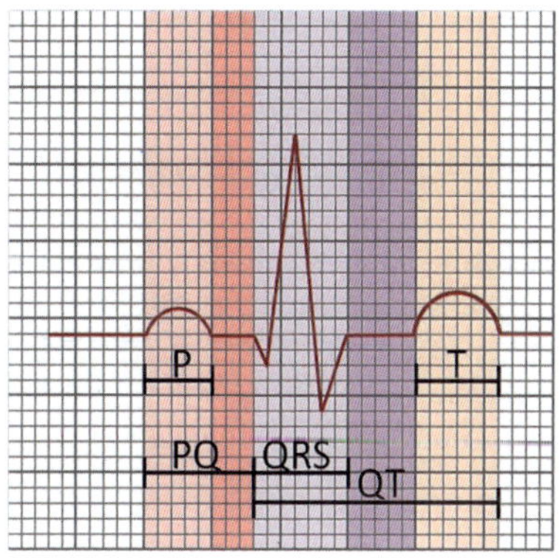

Abb. 2.1: EKG-Zacken (enthalten in: Köhler, 2018, S. 116)

P-Zacke

Die P-Zacke zeigt die elektrische Erregung der Vorhöfe, welche im Normalfall dem Sinusknoten entspringt und damit der Erregung der Atrien voran geht.

Eine Erregungsrückbildung der Atrien kann im EKG nicht erkannt werden, da diese durch den QRS-Komplex überlagert wird.

QRS-Komplex

Der QRS-Komplex zeigt die elektrische Erregung der beiden Ventrikel und geht somit der Kontraktion der beiden Ventrikel voran. Während dieser Erregung findet die Erregungsrückbildung der Vorhöfe statt. Die negative Zacke ist aufgrund der Überlagerung durch die Ventrikelerregung nicht zu sehen.

ST-Strecke

Im Zeitraum von Beginn der S-Zacke bis zum Beginn der T-Zacke sind beide Ventrikel vollkommen erregt. Daher zeigt sich kein Ausschlag im EKG, sondern nur eine isoelektrische Linie (▶ Abb. 2.1 EKG-Zacken).

Die ST-Strecke hat einen sehr hohen diagnostischen Aussagewert über die Erregbarkeit des Myokardgewebes. Daher sollte man der ST-Strecke im EKG ein hohes Maß an Aufmerksamkeit widmen. Sowohl eine ST-Streckenhebung als auch eine Senkung können Indikatoren für eine Schädigung des Myokards in Form einer Ischämie zeigen.

Isoelektrische Linie

Die isoelektrische Linie beschreibt den Bereich im EKG in dem kein elektrisches Potenzial in Form eines Ausschlags im Elektrokardiographen gemessen werden kann. Dies wird auch häufig wie bei einer Asystolie als Nulllinie bezeichnet, was jedoch fachlich nicht ganz korrekt ist.

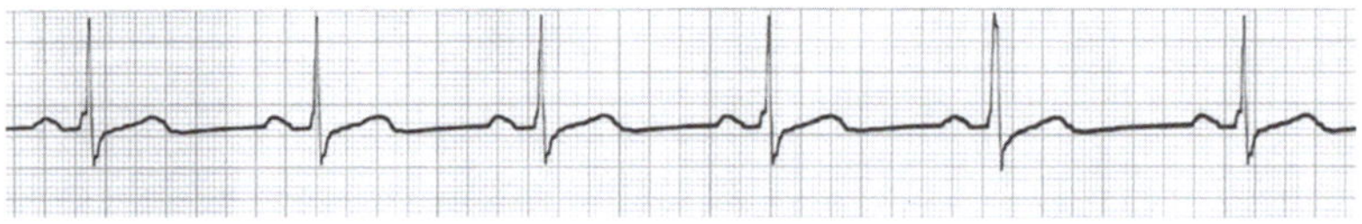

Abb. 2.2: Sinusrhythmus (enthalten in: Köhler, 2018, S. 117)

2.2 Ableitungsformen des Elektrokardiogramms

2.2.1 Ableitung nach Einthoven

Bei der Ableitung nach Einthoven handelt es sich um eine bipolare Ableitungsform, bei der die Spannungsdifferenz zwischen zwei an den Extremitäten gelegenen Elektroden gemessen wird. Dafür müssen die Elektroden oberhalb des Handgelenks und Fußgelenks angebracht werden.

Die folgenden Ableitungen bilden somit das sog. Einthoven Dreieck:

- Ableitung I: Rechter Arm – Linker Arm
- Ableitung II: Rechter Arm – Linkes Bein
- Ableitung III: Linker Arm – Linkes Bein

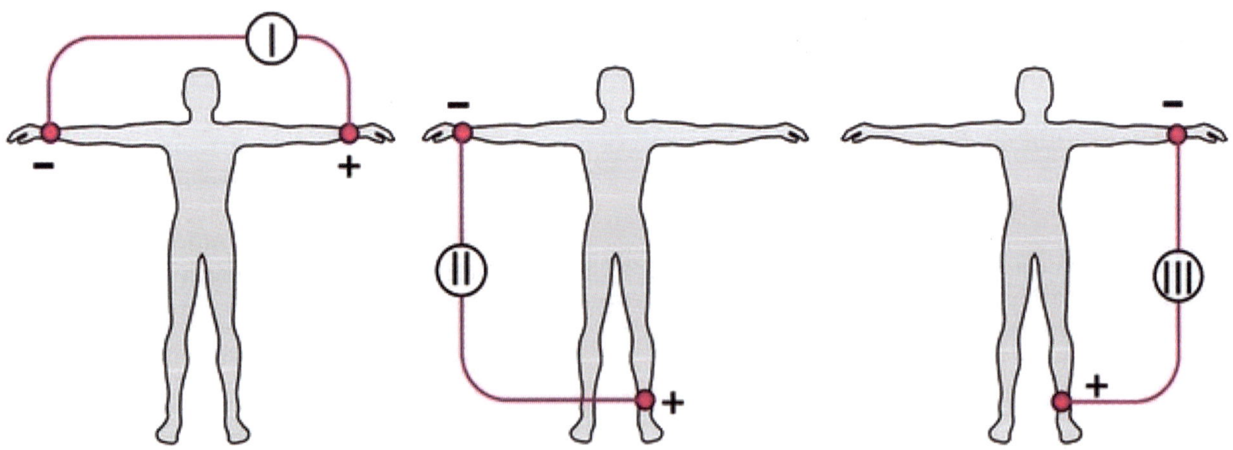

Abb. 2.3: Bipolare Extremitäten-Ableitung

2.2.2 Ableitung nach Goldberger

Bei der Ableitung nach Goldberger handelt es sich um eine unipolare Ableitungsform, bei der die Strömungsdifferenz in allen Extremitäten registriert wird. Dafür werden Elektroden oberhalb der Handgelenke an beiden Armen und oberhalb des Fußgelenks am linken Bein angebracht. Hierbei wird der Spannungsunterschied einer Extremitätenelektrode (differente Elektrode) in Differenz zu den beiden zusammengeschalteten Elektroden (indifferente Elektrode) gemessen.

- Ableitung aVR: Rechter Arm in Differenz zum linken Arm und Bein.
- Ableitung aVL: Linker Arm in Differenz zum rechten Arm und linken Bein.
- Ableitung aVF: Linkes Bein in Differenz zum linken Arm und rechten Arm.

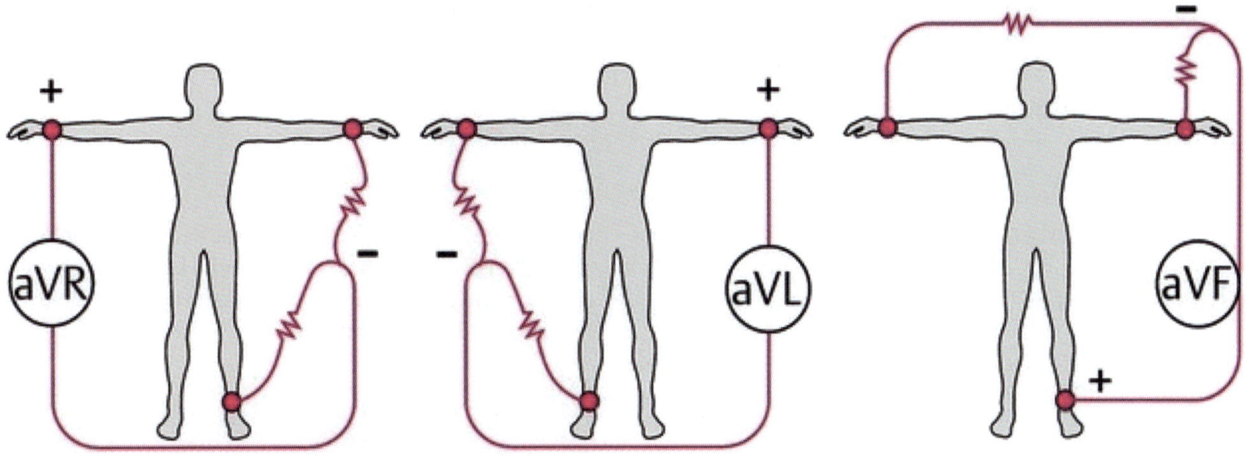

Abb. 2.4: Unipolare Extremitäten-Ableitung

2.2.3 Ableitung nach Wilson

Bei der Ableitung nach Wilson handelt es sich ebenfalls um eine unipolare Ableitung, jedoch des Thorax. Im klinischen Alltag wird sie häufig eher als 12-Kanal-EKG bezeichnet. Die differenten Brustwandelektroden werden an Sechs (C1–C6) vorgegebenen Punkten des Thorax entlang angebracht. Als indifferente Elektrode dient hierbei der Zusammenschluss aus den drei unipolaren Extremitätenableitungen. Durch die Verwendung der sechs weiteren Thoraxelektroden kann das Herz flächendeckend abgedeckt werden und verbessert somit die Diagnostik von eventuellen Rhythmusstörungen wesentlich.

- Diese Ableitung lässt sich in sehr spezifischen Fällen noch durch drei (C7–C9) weitere Ableitungen nach Nehb erweitern.

Zusammenfassend bietet das EKG ein großes diagnostisches Spektrum zur Erfassung von Erregungsstörungen am Myokard. Reflektorisch gesehen können die Ursachen hierfür vielfältig und nicht immer einfach identifizierbar sein. Jedoch sollte bei der Verwendung eines EKGs zum Überwachen eines Patienten nicht vergessen werden, dass das EKG lediglich eine Aussage über die elektrische Aktivität geben kann. Keinesfalls aber über die mechanische Arbeit und Auswurfleistung des Myokards.

Daher gilt auch in Zeiten der modernen Medizin »hands on the patient« und dass selbst die besten Geräte zur Patientenüberwachung nur in Verbindung mit einer guten Krankenpflegebeobachtung eine optimale Überwachung bieten.

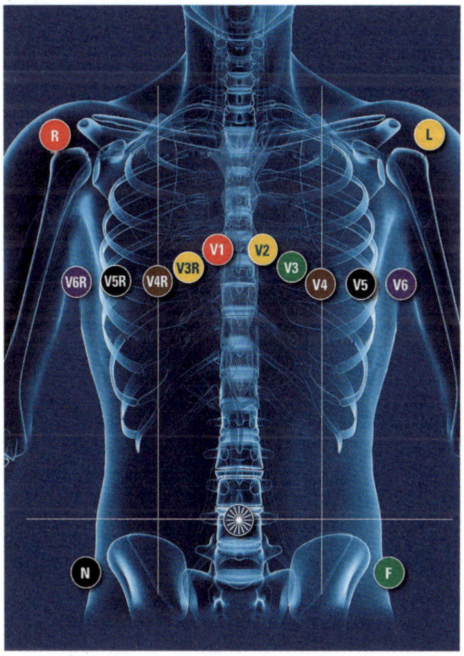

Abb. 2.5: Ableitung nach Wilson, mit freundlicher Genehmigung der ZOLL Medical Deutschland GmbH

2.3 Herzrhythmusstörungen

Als Herzrhythmusstörung wird jede Abweichung vom Sinusrhythmus bezeichnet. Jede Veränderung im EKG muss mittels eines 12-Kanal-EKGs verifiziert werden, da Monitore nur sehr bedingt zur korrekten Befundung geeignet sind. Um hier Sicherheit zu erlangen, brauch es ein 12-Kanal-EKG und die Befundung durch einen Arzt innerhalb von 10 Minuten nach dem ersten medizinischen Kontakt. Die häufigsten Rhythmusstörungen, welche man im EKG eines Monitors erkennen kann, sind hier nachfolgend aufgelistet. Die angegebenen Werte beziehen sich auf Erwachsene.

2.3.1 Sinusbradykardie

Als Sinusbradykardie bezeichnet man einen Sinusrhythmus mit einer Frequenz < 60 bpm (Menche & Allert, Herzrhythmusstörungen, 2004). In Ruhe ist dies bei guter sportlicher Konstitution physiologisch. Mit abnehmender Frequenz tritt individuell ebenfalls eine Minderung des HZV (Herzzeitvolumen) auf. Bei Bradykardien kann es ab einer gewissen Unterschreitung der Frequenz zu Hypotonien und Kreislaufversagen kommen. Exemplarisch können Intoxikation, Hypothermie oder ein Sick-Sinus-Syndrom pathologische und therapierbare Gründe für eine Sinusbradykardie darstellen.

Das *Herzzeitvolumen* ist das Volumen, welches das Herz innerhalb einer Minute durch den gesamten Kreislauf pumpt.

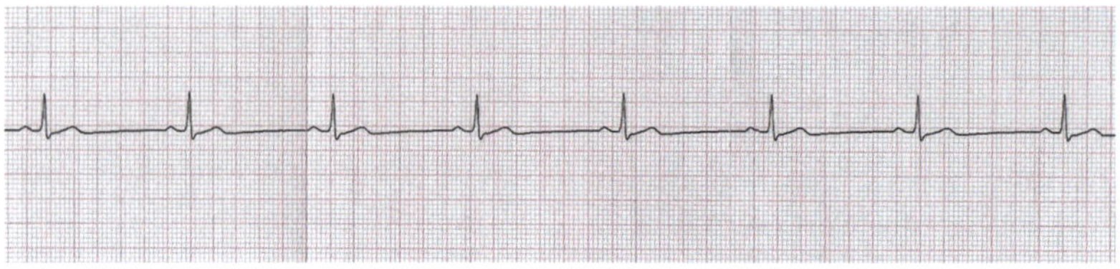

Abb. 2.6: Sinusbradykardie (enthalten in: Köhler, 2018, S. 136)

2.3.2 Sinustachykardie

Als Sinustachykardie bezeichnet man einen Sinusrhythmus mit einer Frequenz von > 100 bpm. (Menche & Allert, Herzrhythmusstörungen, 2004) Unter Belastung, Stress oder körperlicher Anstrengung sind Steigerungen der Herzfrequenz physiologisch. Anhaltende Sinustachykardien können zur Erschöpfung des Herzmuskels führen. Das Herz ist in der Lage, die Diastole zu verkürzen, wodurch eine Frequenzsteigerung möglich ist. Da die Koronargefäße nur während der Diastole mit Blut versorgt werden können, führt eine verkürzte Diastole auch zu einem verminderten einströmen von Blut in die Koronargefäße. Dies führt mit zunehmender Frequenz und kürzer werdender Diastole zu einer Unterversorgung des Myokards durch ein Missverhältnis von Sauerstoffangebot und Sauerstoffverbrauch. Durch den Mangel an Sauerstoff versucht das Herz kompensatorisch das Herzzeitvolumen über eine Zunahme der Frequenz zu steigern. Infolge des Missverhältnisses zwischen Sauerstoffangebot in der verkürzten Diastole und Sauerstoffverbrauch kann es zu Ischämien des Muskelgewebes kommen.

Der *Bainbridge-Reflex* ist eine physiologische Reaktion, bei welcher es durch die Erhöhung des Blutvolumens zu einer Sinustachykardie kommt. Hierbei erkennen die Dehnungsrezeptoren im rechen Vorhof das steigende Volumen und somit die steigende Vorlast und veranlassen eine Tachykardie, um diese zu senken.

Der Bainbridge-Reflex führt ebenfalls zu einer physiologischen Tachykardie.

Pathologische Gründe für eine Sinustachykardie können Hyperthermie, Hypo- und Hypervolämie, Schock, Intoxikationen und Anämie sein.

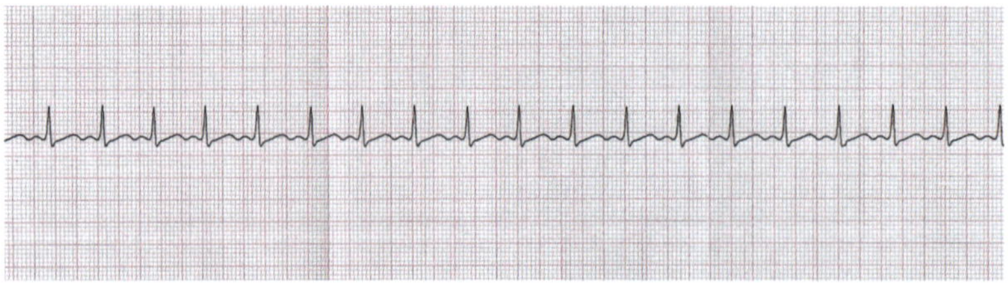

Abb. 2.7: Sinustachykardie (enthalten in: Köhler, 2018, S. 136)

2.3.3 Vorhofflimmern

Das Vorhofflimmern ist eine ungeordnete elektrische, ineffiziente Aktivität beider Vorhöfe bei der die einzelnen Muskelfasern unkoordiniert kontrahieren. Hierbei kann es durch das Ausbleiben des Auswurfes in die Ventrikel zur Aktivierung der Blutgerinnung in den Vorhöfen kommen. Dies erhöht das Risiko einer Embolie signifikant.

Das Vorhofflimmern wird auch als absolute Arrhythmie bezeichnet, da es durch die gestörte Erregungsweiterleitung zu einer arrhythmischen Kontraktion der Ventrikel kommt. Es kann paroxysmal (intermittierend, sich wiederholend) oder permanent sein. Durch die fehlende Vorhofaktivität kommt es zu einer schlechteren Füllung der Ventrikel. Die Patienten leiden stellenweise unter verminderter Leistungsfähigkeit.

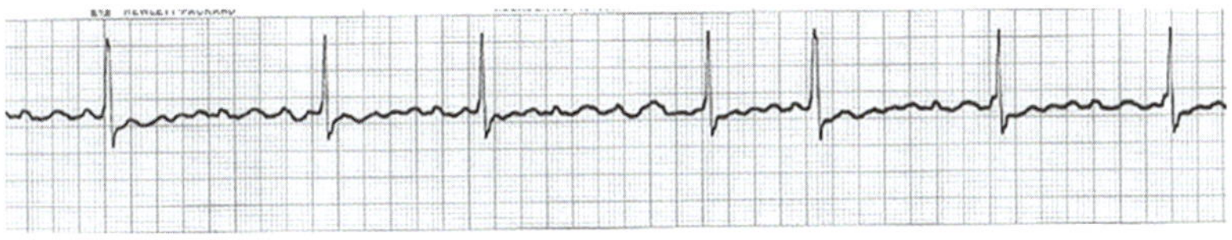

Abb. 2.8: Vorhofflimmern Absolute-Arrhythmie (enthalten in: Köhler, 2018, S. 138)

2.3.4 Vorhofflattern

Das Vorhofflattern ist eine Erregungsleitungsstörung im Bereich des AV-Knotens.

Die Vorhöfe kontrahieren hierbei mit einer Frequenz von 250–350 bpm (Hahn & Adler, 2010). Jedoch wird nur jeder zweite, dritte oder sogar vierte Schlag weiter zu den Ventrikeln geleitet. Im EKG zeigt sich dabei ein »Sägezahn«-Muster, bei welchem man deutliche P-Wellen sieht. Häufig äußert sich das Vorhofflattern symptomatisch in Palpitationen und einer Tachykardie von > 120 bpm mit einer 2:1-Überleitung. (Hier wird jede zweite Vorhofaktivität weiter zu den Ventrikeln geleitet.) Im Verlauf der Therapie kann es zu einer Verlangsamung der Herzfrequenz kommen sowie zu einer 3:1- oder 4:1-Überleitung.

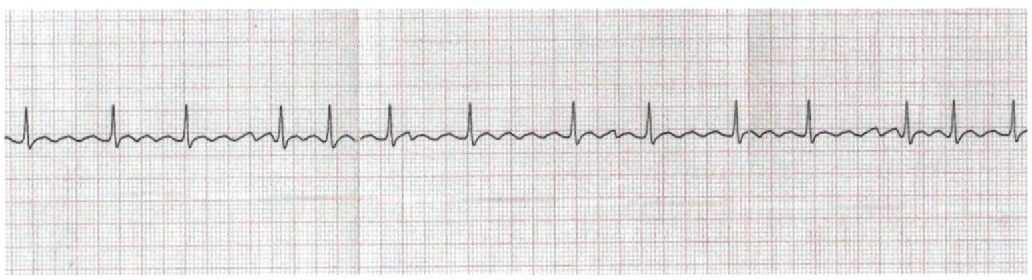

Abb. 2.9: Vorhofflattern (enthalten in: Köhler, 2018, S. 137)

2.3.5 Ventrikuläre Extrasystolen

Dies sind einzelne Kammererregungen, die einem physiologischen QRS-Komplex folgen. Einzeln auftretend sind diese als harmlos anzusehen. Erst mit gehäuftem Auftreten werden diese behandlungsbedürftig. Durch die verkürzte Zeit zwischen physiologischem QRS-Komplex und der ausgelösten Extrasystole, kann es zu einer verminderten Füllung des Herzens kommen. Der Auswurf der Extrasystole fällt demnach deutlich geringer aus.

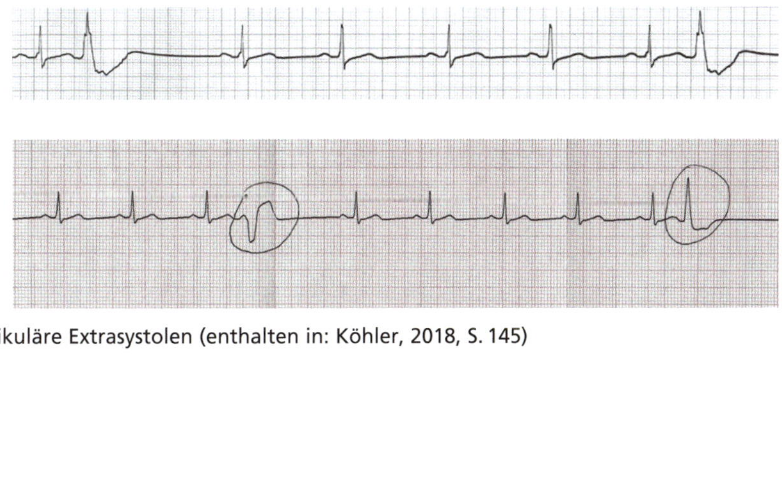

Abb. 2.10 a + b: Ventrikuläre Extrasystolen (enthalten in: Köhler, 2018, S. 145)

2.3.6 Bigeminus

Bei einem sogenannten Bigeminus folgt auf jeden regulären Herzschlag ein ventrikulärer Extraschlag. Dieser zeigt sich meist als breiterer QRS-Komplex mit größerer R-Zacke. Seinen Ursprung hat der ventrikuläre Extraschlag (Extrasystole) innerhalb eines Ventrikels. Häufig ist dies zu sehen bei einer Überdosierung von Digitalis, da diese dazu führt, dass die Erregungsleitung in den Ventrikeln doppelt erfolgt. Tastet man den Puls bei einem Bigeminus erfühlt man den regulären Schlag, gefolgt von einem schwächeren zweiten Schlag. Der zweite Herzschlag enthält aufgrund der fehlenden Diastole weniger Füllvolumen, da keine Zeit für die erneute, vollständige Füllung des Herzens ist.

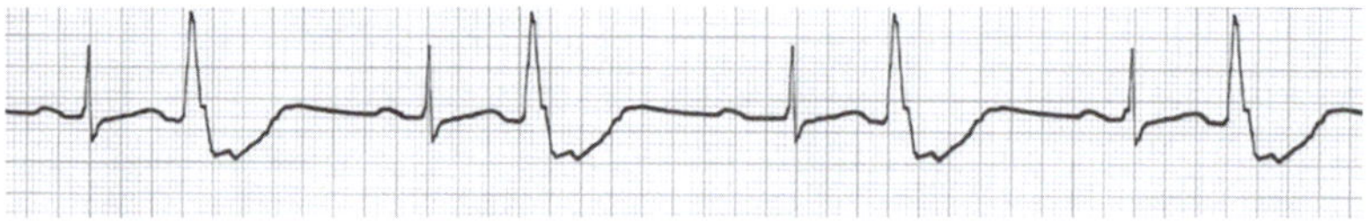

Abb. 2.11: Bigeminus (enthalten in: Köhler, 2018, S. 145)

2.3.7 AV-Block

Der AV-Block ist eine Blockierung des AV-Knotens. Diese kann ganz oder teilweise erfolgen. Die verschiedenen Ausprägungen der Blockierung unterteilt man deswegen in verschiedene Grade. Der AV-Block Grad 1 liegt vor, wenn die Überleitung vom Sinusknoten zum AV-Knoten verlangsamt ist. Im EKG erkennt man dies an einer verlängerten PQ-Zeit von > 0,12–< 2 sec. (Schuster, 2005). Hier kommt es selten zu einer Einschränkung der Leistungsfähigkeit des Patienten.

Der AV-Block Grad 2 stellt durch seine Unterteilung in zwei Typen eine Sonderform dar. Bei einem AV-Block Grad 2 Typ 1 oder auch Typ Wenkelbach verlängert sich der Abstand des PQ-Intervalls bis zum kompletten Ausfall einer Erregung und darauffolgend dem Ausfall des QRS-Komplexes. Danach folgt erneut eine Verlängerung des PQ-Intervalls bis zum erneuten Ausfall. Bei einem AV-Block Typ 2 oder auch Typ Mobitz wird nur jede zweite, dritte oder vierte Erregung weitergeleitet. So erkennt man im EKG eine durchlaufende P-Welle bei der nur jedes zweite, dritte oder vierte Mal ein QRS-Komplex folgt.

Bei einem AV-Block Grad 3 kommt es zu einer Entkoppelung von Vorhof- und Kammeraktivität. Man Bezeichnet den AV-Block Grad 3 auch als kompletten AV-Block, da die Erregung aus dem Sinusknoten vom AV-Knoten nicht weitergeleitet wird. Die Kammererregung geschieht hier aus dem HIS-Bündel mit einem Kammerersatzrhythmus von ca. 40–60 bpm oder weniger (Schuster, 2005). Man erkennt im EKG eine durchlaufende, zur Kammeraktivität asynchrone P-Welle.

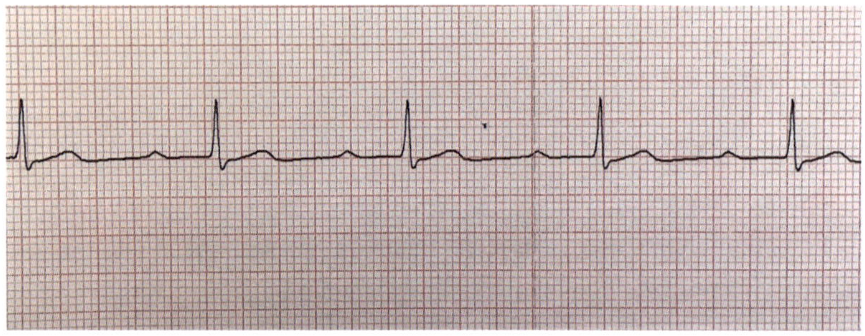

Abb. 2.12: AV-Block 1. Grades (enthalten in: Köhler, 2018, S. 139)

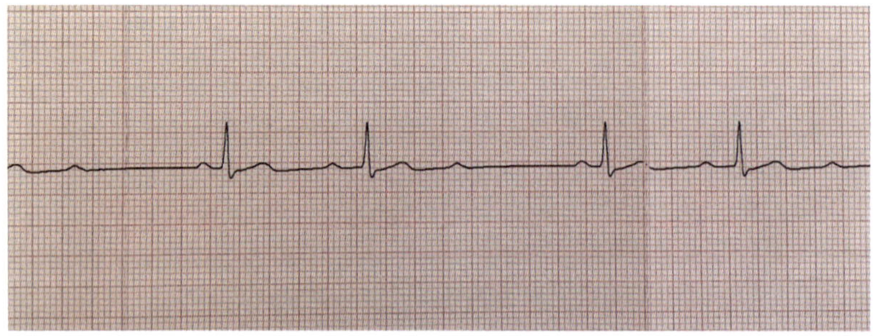

Abb. 2.13: AV-Block 2. Grades Typ Wenckebach-Periodik (enthalten in: Köhler, 2018, S. 139)

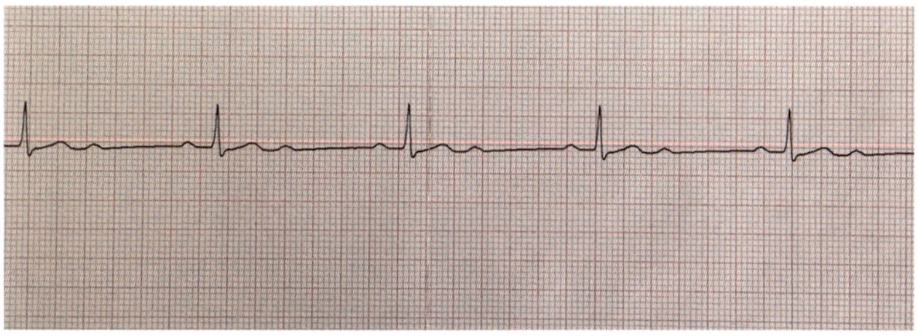

Abb. 2.14: AV-Block 2. Grades Typ Mobitz (enthalten in: Köhler, 2018, S. 140)

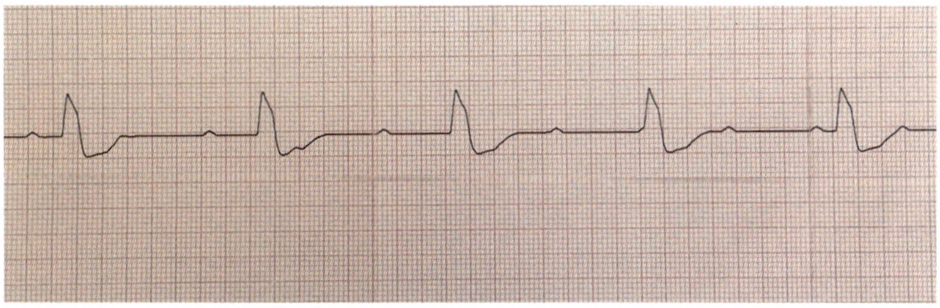

Abb. 2.15: AV-Block 3. Grades (enthalten in: Köhler, 2018, S. 140)

2.3.8 Ventrikuläre Tachykardie

Eine Ventrikuläre Tachykardie hat eine Frequenz von ca. 100–150 bpm (Hahn & Adler, 2010) und entsteht im HIS-Bündel oder der dahinter liegenden Reizleitungsstrecke. Unabhängig von den Vorhöfen kommt es hier zu einer gesteigerten Aktion der Ventrikel. Im EKG stellt sich die ventrikuläre Tachykardie meist als Breitkammerkomplex ohne sichtbare Bestandteile eines QRS-Komplexes dar.

Ventrikuläre Tachykardien können in der Akutphase Symptome wie Palpitationen oder Herzrasen auslösen. Beim kardial vorerkrankten Patienten kann bereits hier eine Dekompensation folgen. Besteht eine ventrikuläre Tachykardie über einen längeren Zeitraum kann es zur Erschöpfung und Pumpversagen kommen.

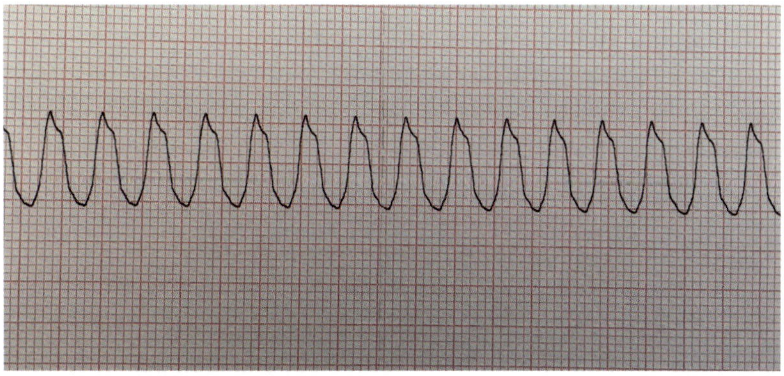

Abb. 2.16: Ventrikuläre Tachykardie (enthalten in: Köhler, 2018, S. 148)

2.3.9 Ventrikuläres Flattern 250–350 bpm

Das ventrikuläre Flattern oder auch Kammerflattern lässt sich in ein monomorphes und ein polymorphes Unterteilen, wobei eine klare Unterscheidung nicht immer gegeben sein muss. Beim monomorphen Kammerflattern kontrahiert der Ventrikel mit einer Frequenz von über 200 bpm. Durch die verkürzte Diastole kommt es hier nicht zu einer adäquaten Füllung der Herzkammern und somit entsteht kein suffizienter Kreislauf. Bei einem polymorphen Kammerflattern ist die Kontraktion arrhythmisch aber ebenfalls über 200 bpm. Im EKG können beide durch die Größe des Komplexes unterschieden werden. Sind die Kammerkomplexe ähnlich groß und rhythmisch handelt es sich vermutlich um ein monomorphes Kammerflattern. Sind die Kammerkomplexe unterschiedlich groß eher um ein polymorphes. Die Therapie der Wahl ist nach den aktuellen Leitlinien des ERC von 2021 die Defibrillation.

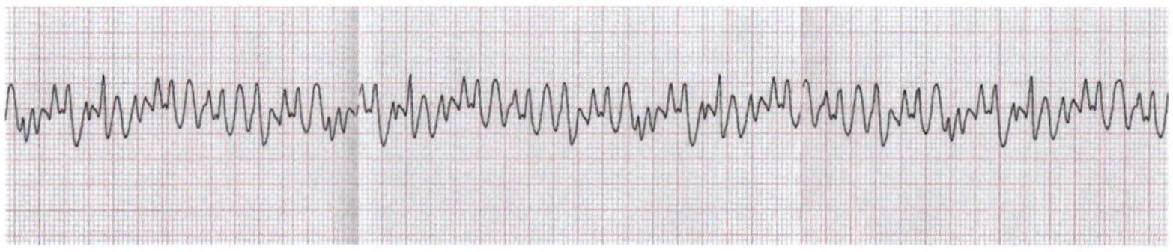

Abb. 2.17: Ventrikuläres Flattern (enthalten in: Köhler, 2018, S. 149)

2.3.10 Ventrikuläres Flimmern > 350 bpm

Das ventrikuläre Flimmern ist eine lebensbedrohliche Rhythmusstörung. Hier kommt es zu einer asynchronen Erregung und Kontraktion der Muskelfasern im Myokard. Die Ventrikel flimmern und es kommt kein effektiver Auswurf und somit kein Kreislauf zustande (Menche & Allert, Herzrhythmusstörungen, 2004).
Die Therapie der Wahl ist nach den aktuellen Leitlinien der ERC von 2021 die Defibrillation.

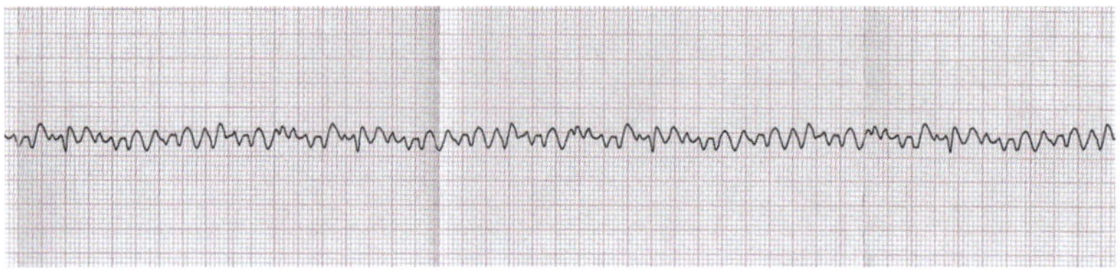

Abb. 2.18: Kammerflimmern (enthalten in: Köhler, 2018, S. 150)

2.3.11 Pulslose elektrische Aktivität

Bei einer PEA kommt es zu einer elektrischen Aktivität, möglicherweise in verschiedenen Formen allerdings ohne effektive muskuläre Aktivität des Myokards. Diese kann in Einzelfällen mit einer regulären Herzaktivität verwechselt werden. Dies führt zu paradoxen Anzeigen, welche zur Unterlassung einer CPR führen können. Schnelle Sicherheit, ob es sich um eine PEA handelt, erlangt man durch das Tasten des Pulses oder, wenn vorhanden, über eine arterielle Druckkurve. Eine PEA ist zu jeder Zeit durch ein Ausbleiben von Muskelkontraktion gekennzeichnet und ist eine Indikation zur sofortigen Kardiopulmonalen Reanimation.

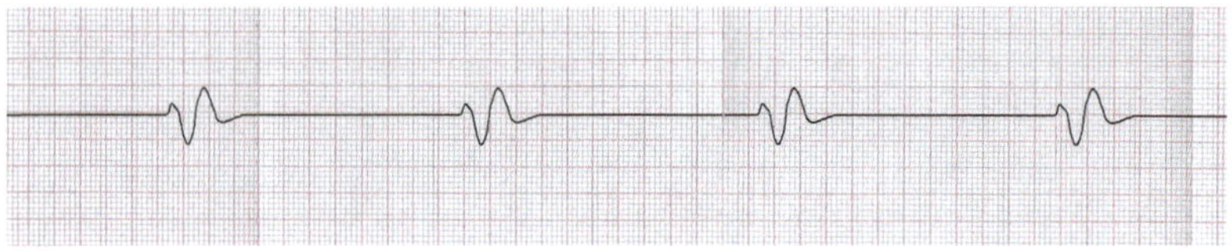

Abb. 2.19: PEA (enthalten in: Köhler, 2018, S. 151)

2.3.12 Asystolie

Das »klassische« Nulllinien-EKG. Keine elektrische Aktivität gepaart mit dem Fehlen von muskulärer Aktivität stellt eine absolute Indikation zur CPR. Die Therapie der Wahl ist die Kardiopulmonale Reanimation nach den Leitlinien der ERC von 2015.

Lernzusammenfassung

- Das EKG eines Patienten kann lediglich eine Aussage über die elektrische Aktivität geben aber keinesfalls über die tatsächliche mechanische Arbeit und Auswurfleistung des Myokards.
- Es stehen gegenwertig verschiedene Ableitungsformen für ein EKG zur Verfügung. Die Ableitungen nach Einthoven und Goldberger können bei modernen Überwachungsmonitoren häufig nahtlos gewechselt werden.
- Um eine genaue Bestimmung und korrekte Auswertung von Rythmusstörungen durchzuführen sollte vor deren Therapie immer eine Wilson Ableitung abgeleitet werden. In einigen Fällen kann es sinnvoll sein, diese noch durch eine erweiterte Brustwandableitung nach Wilson oder sogar nach Nehb zu ergänzen.
- Besonders wenn es sich um neu aufgetretene oder zunehmende bekannte Herzrhythmusstörungen handelt, sollte eine kontinuierliche EKG Überwachung in Betracht gezogen werden.

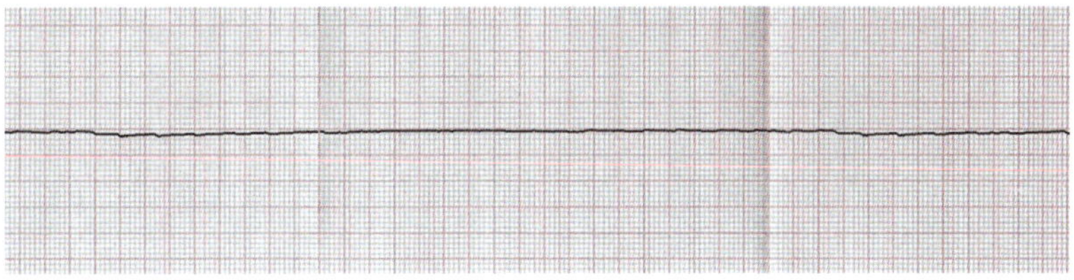

Abb. 2.20: Asystolie (enthalten in: Köhler, 2018, S. 150)

Eigene Notizen

3 Was ist ein Blutdruck und was sind seine Norm- und Grenzwerte?

Der Blutdruck ist der vorherrschende Druck des Blutes in allen Gefäßen des Körpers. Erzeugt wird er durch den Auswurf des Herzens (Systole) und die Konstriktion der arteriellen Gefäße, hier vornehmlich der Aorta (Diastole). Der Blutdruck ist nötig für die Perfusion und somit den Austausch von Sauerstoff und weiteren Blutbestandteilen zwischen Blut und den Zellen.

> Traditionell wird der Blutdruck in mmHg (Millimeter Quecksilbersäule) gemessen. Dies ist zurückzuführen auf den italienischen Arzt *Riva Rocci*, welcher 1869 die Blutdruckmessung an der A. brachialis mittels Quecksilbermanometer entwickelte. Die Benennung des Blutdruckes als *RR*, für Riva Rocci, entstammt dieser Entwicklung.

Die *Systole* ist der höchste Druck im Gefäßsystem und wird erzeugt durch den Auswurf des li. Ventrikels. Bei Erwachsenen als normwertig anzusehen sind hier ca. 120 mmHg.

Die *Diastole* ist der niedrigste Druck im Gefäßsystem und wird nach der Auswurfphase des Herzens durch die Wandspannung der arteriellen Gefäße erzeugt. Hier wird als Normwert ca. 80 mmHg angesehen. In der Diastole findet ein »Rückfall« des Blutes in der A. ascendens statt und durch die Kontraktion der Aorta kommt es zur Füllung der Koronararterien.

Der Mittlere arterielle Druck oder auch MAD ist der durchschnittliche Druck im Gefäßsystem. Gängige Monitorsysteme oder elektrische Systeme zur Blutdruckmessung errechnen diesen anhand eines Algorhithmus. Eine rechnerisch einfachere Formel lautet:

$$(\text{Diastole} + \text{Diastole} + \text{Systole}):3 = \text{MAD}$$

Wenn eine kontinuierliche Blutdrucküberwachung mittels invasiver Messung etabliert ist, rückt der MAD immer weiter in den Mittelpunkt der mittel- bis langfristigen Überwachung und Therapie. Unabhängig von der Systole und Diastole kann man so den durchschnittlichen Druck ermitteln, welcher für die Perfusion aller Organe nötig ist.

Ein einfacher Merksatz lautet: *»80 das macht sich, 70 das gibt sich, 60 das rächt sich.«* Die Zahlen sind bezogen auf den vorherrschenden MAD. So ist ein MAD von 80 mmHg, wenn man ihn zurückrechnet auf Systole und Diastole, ausreichend für die Perfusion aller Organe, wenn keine gravierende Vorschädigung vorhanden ist. 70 mmHg sind je nach Organ grenzwertig, da manche Organe (z. B. die Niere) leicht höhere Drücke benötigen für eine physiologische Funktion. Zurückgerechnet reicht ein MAD von 60 mmHg i. d. R. nicht aus, um eine adäquate Perfusion zu gewährleisten.

> ***Cave:*** Da der MAD ein errechneter Messwert ist, ist es wichtig, zuerst mögliche Fehlerquellen auszuschließen und Störungen zu reduzieren, bevor man ihn als Parameter für eine mögliche Therapie in Betracht zieht.

Der MAD hat einen hohen Stellenwert für die Perfusion und Versorgung der Organe, denn er unterstützt die Diffusion und Osmose verschiedener Blutbestandteile durch die semipermeable Membran der Kapillargefäße.

Je nach Fachliteratur beträgt der normale Blutdruck eines durchschnittlichen Erwachsen ca. 120/80 mmHg. Bei einer 24 h RR-Messung, beeinflusst durch Aktivität und Ruhe, ergeben sich Durchschnittswerte von ca. 130/80 mmHg. In Ruhe und besonders nachts fällt der Blutdruck teilweise um mehr als 10 %.

Die Weltgesundheitsorganisation (WHO) hat im Jahre 2003 international die Grenzwerte für Blutdrücke sowie die Hypertonie genormt. Auf Basis dieser Leitlinie hat die European Society of Cardiology im Jahre 2013 mit den »Guidelines for the management of arterial hypertension« einen Katalog an Grenzwerten veröffentlicht. (Mancia, et al., 2013)

Tab. 3.1: Klassifizierung der Hypertonie nach WHO, eigene Zusammenstellung nach (Mancia, et al., 2013)

Blutdruck	Klassifizierung
> 130/85mmHg	Hochnormal
> 140/90mmH	Hypertonie Grad 1
> 160/100mmHg	Hypertonie Grad 2
> 180/110mmHg	Hypertonie Grad 3

Welche Arten der Messung gibt es? (Invasiv u. non-invasiv)

Der Blutdruck kann auf mehrere Arten gemessen werden. Zu den in der klinischen Praxis gängigen Arten gehören die non-invasive Messung und die invasive oder »blutige« Messung.

3.1 Funktionsweise non-invasiv

Neben der manuellen Blutdruckmessung, die mit einem Manometer an der A. brachialis mittels Auskultation der Korotkow-Töne durchgeführt wird, besteht noch die Möglichkeit der automatischen, non-invasiven Messung über ein dafür vorgesehenes Gerät.

Bei der manuellen Messung mittels Manschette, Manometer und Stethoskop ermittelt man die Korotkow-Töne (nach dem russischen Arzt Nikolai Sergejewitsch Korotkow (1874–1920)). Diese sind die hörbaren Strömungsgeräusche des Blutes im verengten Gefäß, welches durch die Kompression der Manschette verengt wird.

In diesem Fall wird die Blutdruckmanschette am Oberarm des Patienten angebracht. Bereits beim Aufpumpen sind über das Stethoskop an der A. brachialis die Korotkow-Töne zu hören. In der Regel wird die Manschette ca. 30 mmHg über das Verklingen der Korotkow-Töne bzw. den zu erwartenden Blutdruck aufgepumpt. Beim Ablassen des Druckes, mit ca. 3 mmHg/s, ertönen nun die Korotkow-Töne (Menche & Allert, Beobachtung des Blutdrucks, 2004). Dieser Punkt kennzeichnet die Systole und somit den höchsten vorherrschenden Druck im Gefäßsystem. Bei dem weiteren Ablassen der Luft enden die Korotkow-Töne. Dieser Punkt kennzeichnet die Diastole. Aus Systole und Diastole ergibt sich nun der Blutdruck XXX/XX mmHg.

Mögliche, häufige Fehlerquellen bei der manuellen Blutdruckmessung

- Luft zu schnell abgelassen
- Manschette nicht genug aufgepumpt
- enge Kleidung unter der Manschette
- falsche Manschettengröße
- Arm über Herzhöhe gelagert
- Luft zu langsam oder nicht gleichmäßig abgelassen
- laute Umgebung

Die nichtinvasive Blutdruckmessung oder non-invasiv bloodpressure (kurz NiBp), mittels elektrischem Messsystem funktioniert in der Regel nach dem oszillometrischen Prinzip. Hierbei wird die Manschette automatisch aufgepumpt und die Luft stufenweise abgelassen. Bei jeder Stufe erfasst das System die Schwingungen der Arterie, welche man als Korotkow-Töne auskultieren kann, und leitete diese über das luftgefüllte System der Manschette und den Schlauch weiter. Im Monitor werden diese Schwingungen aufgenommen und mithilfe des gemessenen Druckes der Manschette in mmHg umgerechnet und angezeigt. Abhängig vom Hersteller erfassen verschiedene Systeme unterschiedlich viele Pulswellen pro Stufe. Dadurch sollen Artefakte gemindert werden. Da die Systole und die Diastole die stärksten Vibrationen erzeugen sind dies die genauesten Werte.

3.2 Funktionsweise invasiv

Bei der invasiven oder »blutigen« Blutdruckmessung wird ein Katheter in die A. radialis, A. brachialis oder die A. femoralis eingeführt. Über ein mit Flüssigkeit gefülltes System wird der pulsatile Druck gemessen, welcher mittels der Flüssigkeit aus dem Gefäßsystem bis zum Druckabnehmer weitergeleitet wird. Diese Messung findet i. d. R. in Echtzeit statt und unterliegt so kontinuierlichen Schwankungen. Besonders wichtig bei der non-invasiven Druckmessung ist der exakte Aufbau. Bei diesem System kann es zu verschiedenen Fehlerquellen kommen, welche das Messergebnis und somit auch die Therapie beeinflussen können.

Das komplette System muss zur Atmosphäre hin geeicht werden und der Druckabnehmer muss in Herzhöhe beim Patienten angebracht werden. Die Schwerkraft kann auf das druckleitende System je nach Höhe des Druckabnehmers, essenziell Einfluss nehmen. Fehllagen des Druckabnehmers bedeuten somit immer einen verfälschten Blutdruck.

Luft im System bedeuten ebenfalls eine Verfälschung des Drucks. Da sich Gase einfacher durch Druck komprimieren lassen als Flüssigkeiten, unterbrechen Luftblasen im System die korrekte Weiterleitung des Blutdruckes im Gefäßsystem bis zum Druckabnehmer.

Knicke oder Defekte des druckleitenden Systems sorgen ebenfalls für eine Veränderung oder eine Unterbrechung. Hier kann es bestenfalls zu einer Veränderung des Blutdruckes oder im schlimmsten Fall zu einem Ausfall des Messsystems kommen.

Mögliche und häufige Fehlerquellen bei der invasiven Blutdruckmessung

- Luft im System
- System zur Atmosphäre hin offen
- Knicke im System
- Nicht geeicht/genullt
- Nicht auf Herzhöhe

Auswertung der Arteriellen Druckkurve

Bei der invasiven Blutdruckmessung gibt es ähnlich wie bei anderen Druckmessungen die Möglichkeit, sich eine visuelle Kurvendarstellung der Messung anzeigen zu lassen. Besonders im intensivmedizinischen Kontext kann diese Darstellung hilfreich bei der Einschätzung der Hämodynamik sein. Zunächst ist es wichtig zu verstehen, dass es sich bei dieser Kurvendarstellung um eine Druck-, nicht um eine Flusskurve handelt. Hierdurch lässt sich der strukturelle Aufbau der Kurve deutlich besser ableiten. Als Allererstes ist eine steil ansteigende Phase zu erkennen. Diese entsteht durch den Druck, der während der Austreibungsphase des Herzens aufgebaut wird und kennzeichnet an seinem Gipfel den systolischen Blutdruck. Der Gipfel, also der höchste Punkt der Kurve vor dem Beginn der fallenden Kurve, zeigt außerdem das Ende der Austreibungsphase an. Der ab hier abgebildete Druck wird jetzt nur noch durch die Windkesselfunktion der Aorta hervorgerufen. Nach ca. 1/3 entsteht in der Kurve ein leichter Peak mit Druckanstieg, den man als Inzisur bezeichnet. Dieser zeigt den vollständigen Verschluss der Aortenklappen an. Danach fällt der Graph langsam bis auf den diastolischen Druckwert ab, welcher durch die Restspannung des Gefäßsystems aufrechterhalten wird.

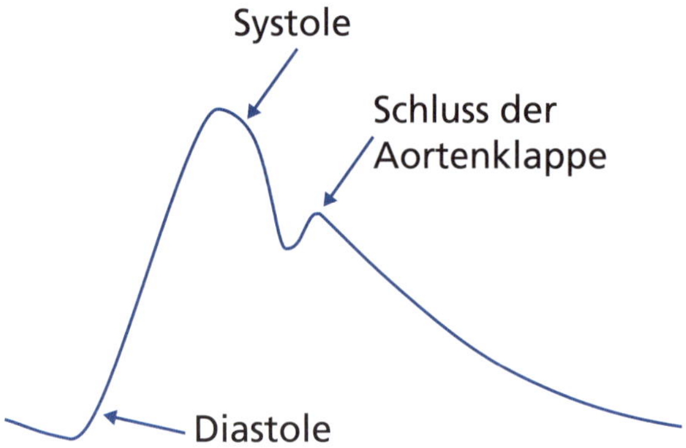

Abb. 3.1: Arterielle Druckkurve

Lernzusammenfassung

- Der Blutdruck ist der vorherrschende Druck des Blutes in allen Gefäßen des Körpers. Gebildet wird er durch den Auswurf des Herzens (Systole) und die Konstriktion der arteriellen Gefäße (Diastole).
- Die für den klinischen Alltag relevanten Messwerte des Blutdruckes sind die Systole, Diastole und der mittlere arterielle Druck (MAD).
- Eine Messung des Blutdruckes kann invasiv oder nicht-invasiv erfolgen. Die nicht-invasive Messung kann hierbei in zwei unterschiedlichen Verfahren zur Anwendung kommen. Entweder in Form der manuellen oder einer oszillometrischen Messung.
- Bei der invasiven Blutdruckmessung wird ein Katheter in die A. radialis, A. brachialis oder die A. femoralis eingeführt. Der dort gemessene Druck wird i. d. R. in Echtzeit über ein mit Flüssigkeit gefülltes System durch den Überwachungsmonitor gemessen. Diese Art der Messung ermöglicht es auf Druckveränderungen in Echtzeit zu reagieren.

Eigene Notizen

4 Kann man den Hirndruck eigentlich messen?

Die Antwort ist ganz klar: ja! Mittlerweile ist es sogar möglich den Hirndruck kontinuierlich mit einem Überwachungsmonitor zu überwachen.

Aber die Komplexität dieses Themas verlangt zunächst, sich einige Bestandteile der Neuroanatomie in Erinnerung zu rufen. Das menschliche Hirngewebe ist vollständig von einer knöchernen Struktur umgeben und bildet zusammen mit zwei weiteren Kompartimenten ein konstantes Volumen. Zu den Volumen beeinflussenden Kompartimenten gehören das Hirngewebe (z. B. durch Blutung, Schwellung), der Liquorraum (z. B. durch Blutung) und das Gefäßkompartiment (z. B. Änderung durch Hyper- oder Hypoventilation) (Hutter H., 2018). Bei einer Volumenzunahme kommt es nach der Gesetzmäßigkeit der Monroe-Kellie-Doktrin zu einer exponentiellen Zunahme des ICP (intracranial pressure) durch Veränderung der Reserve-Kompartimente (Liquorraum, Gefäßkompartiment) (Hutter H., 2018). Dies bedeutet nichts anderes, als dass die beiden nicht betroffenen Kompartimente, bis zu einem bestimmten Punkt die Volumenzunahme des dritten Kompartimentes kompensieren können. Ist dieser Mechanismus ausgereizt, kommt es zum Anstieg des Druckes intrakraniell, da das geschlossene System keine Möglichkeit hat den Druck auszugleichen.

Zur frühzeitigen Erkennung von kritischen Hirndrücken und damit einhergehender kranialer Minderperfusion stehen in der Monitor-Überwachung zwei Messparameter besonders im Fokus. Zum einen der intrakranielle Druck (ICP) und zum anderen der kraniale perfusionsdruck (CPP). Definiert wird der ICP als »Druck, der im Schädelinneren herrscht, d. h., den der Schädelinhalt auf die Durahülle ausübt. Er ist definiert als derjenige Druck, der aufgewendet werden muss, um das Heraustreten von Liquor cerebrospinalis über eine Punktionskanüle aus dem Liquorraum in horizontaler Körperlage zu verhindern. Der normale ICP bei Erwachsenen liegt < 10 mmHg.« (Hutter H., 2018). Klinisch gelten Werte von < 10 mmHg als normwertig. Ab 22 mmHg ist von einem interventionswürdigen erhöhtem Wert auszugehen (Hutter H., 2018). Ein praktischer Nutzen der invasiv gemessenen ICP-Werte wird kontrovers diskutiert. Gegenwertig ist wissenschaftlich nicht belegt, ab welchem ICP-Wert eine Behandlung erforderlich wäre (Firsching, Schwerdtfeger, & Maurer, 2015).

Neben der klinischen und bildgebend-basierten Therapie bei Hirndruckpatienten gibt es seit 1927 auch die kontinuierliche invasive Hirndruckmessung. Diese Art der Hirndruckevaluation ist gerade in der Notfallmedizin und Traumatologie ein fester Bestandteil des Monitorings geworden. Hierbei wird eine Sonde entweder intraventrikulär, parenchymatös, subarachnoidal, subdural oder epidural platziert. Der historische Goldstandard ist die direkte Messung im Seitenventrikel (Hutter H., 2018). Durch die kontinuierliche Messung lassen sich ähnlich wie bei der invasiven Blutdruckmessung Anstiege des intracranial pressure (ICP) schnell erkennen. Generell besteht die Indikation zur ICP-Messung bei intubiert-sedierten, komatösen Patienten, die klinisch nicht ausreichend oder nur über Hirnstammreflexe und Abwehrverhalten bei Schmerzreiz beurteilbar sind (Hutter H., 2018). Die Brain-Trauma-Foundation empfiehlt eine intrakranielle Druckmessung, wenn der Patient folgendes aufweist(braintrauma.org, 2016):

- Glasgow Coma Skala (GCS) < 8 mit einem abnormalen CT
- GCS < 8 mit einem normalen CT, aber wenn zwei der folgenden Risiko Faktoren zutreffen:
  - Alter > 40 Jahre
  - einseitige oder beidseitige Parese
  - systolischer Blutdruck > 90 mmHg

> ***Cave:*** Die kontinuierliche, invasive ICP-Messung alleine hat keinen Einfluss auf das Outcome des Patienten. Dies kann lediglich die schnelle, aus der Messung resultierende, Therapie erreichen (Dützmann, 2014).

Wie bereits erwähnt gibt es je nach Lokalisation verschiedene Sondenarten. Welche Sondenart gewählt wird, hängt von der zu erwartenden Störung der Kompartimente ab. Da in der Traumatologie und nach großen, neurochirurgischen Eingriffen mit einer extremen Schwellung des Hirngewebes zu rechnen ist, empfiehlt die Literatur und Deutsche Gesellschaft für Neurologie in ihrer S1-Leitline bei einem SHT das Monitoring mittels einer externen Ventrikeldrainage (Hutter H., 2018). Zwar hat diese Sondenart im Vergleich zu den anderen ein höheres Risiko für Infektionen (Frontera, 2009), jedoch kann über sie nicht nur der ICP gemessen werden, sondern auch Liquor zur Druckentlastung abgelassen werden. Sie kann also zum Monitoring, zur Therapie, aber auch zur Diagnostik genutzt werden. Bei der Anlage einer externen Ventrikeldrainage (EVD) kann entweder eine Silikon-EVD oder eine Duisburger Nadel intraoperativ gelegt werden. Die Duisburger Nadel kann durch einen Neurochirurgen unter sterilen Kautelen auch außerhalb des operativen Bereiches gelegt werden und findet daher in der Notfallmedizin am häufigsten Anwendung.

Hierbei wird zunächst der Trepanationspunkt (Kocherpunkt) durch den Arzt festgelegt, markiert sowie frei rasiert. Nach erneuter Desinfektion der Punktionsstelle und abdecken mit sterilen Tüchern, wird die Haut zunächst betäubt. Nach der Hautinzision wird die Schädelkalotte am Trepanationspunkt mit einem Handbohrer durchbohrt. In dieses Bohrloch wird eine selbstschneidende Schädelschraube gedreht. Nachdem die Dura durchstochen ist, wird der scharfe Mandrin gegen eine stumpfe Kanüle getauscht. Die Kanüle befindet sich nun etwa 45–55 mm intrakraniell. Sie wird über eine Feststellschraube an der Schädelschraube fixiert. Das Ventrikelableitungssystem wird nach sichtbarem Liqourausfluss angeschlossen (Teleflex, kein Datum).

Da der hydrostatisch gemessene Druck sich auf das Foramen Monroi (ca. äußerer Gehörgang) bezieht, muss der Transducer zur korrekten Messung immer auf diese Höhe ausgerichtet sein. Die am Monitor erscheinende ICP-Kurve sollte sich im Idealfall als pulssynchrone und fünfgipflige Welle darstellen.

Die häufigsten Fehlerquellen sind:

- Transducer auf falsche Höhe eingestellt (1 mmHg = 1,35 cmH2O)
- Luftblasen im System (ICP-Kurve kann gedämpft sein. *Luftblasen durch Arzt aus dem System spülen lassen.*)
- Verstopfung des Systems durch z. B. Blutkoagel. Hierdurch kann der Liqourabfluss gestört sein (*evtl. Anspülen des Systems und Durchspülen durch den Arzt*).
- Diskonnektion des Systems bei wachen oder unruhigen Patienten. Entweder am Honeyset, am Übergang zur Kanüle oder kompletter Abbruch der Duisburger Nadel.

Lernzusammenfassung

- Die Wahl der Sondenart hängt von der zu erwartenden Störung der Kompartimente ab. Eine Sonde kann entweder intraventrikulär, parenchymatös, subarachnoidal, subdural oder epidural platziert werden.
- Als historischer Goldstandard gilt, aufgrund ihrer schnellen OP unabhängigen Anlage, die externe Ventrikeldrainage.
- Über eine EVD kann nicht nur der ICP gemessen werden, sondern auch Liquor zur Druckentlastung abgelassen werden.
- Klinisch gelten ICP-Werte von < 10 mmHg als normwertig. Ab 22 mmHg ist von einem interventionswürdigen erhöhten Wert auszugehen.

Eigene Notizen

5 Gibt es eine Möglichkeit das Verstoffwechseln von Sauerstoff zu messen?

Im Menschlichen Körper fällt aufgrund verschiedener Stoffwechselreaktionen, Kohlendioxid (CO_2)als Endprodukt der Energieproduktion an. Das CO_2 wird nach seiner Produktion in der Zelle über das Blut transportiert, um dann in den Alveolen eliminiert zu werden. Der Transport im Blut erfolgt im Gegensatz zum O_2 nicht gebunden an festen blutbestandteilen, sondern zu einem kleinen Teil physikalisch gelöst und zum größten Teil als HCO^3 chemisch gebunden (Silbernagl & Despapoulos, 2000). Kommt es bei diesen Prozessen zu einer Störung im Bereich der Produktion, Transport oder Elimination kann dies eine Hypo- bzw. Hyperkapnie verursachen (Böhm, Kremeier, Tusman, Reuter, & Pulletz, 2020). Bei der Interpretation von gemessenen CO_2-Werten muss die Kontextsensitivität des CO_2-Wertes beachtet werden. Hierbei handelt sich zwar um einen sensitiven Wert, dessen Bedeutung aber immer im Kontext der auslösenden Ursache gesehen werden muss. Dies bedeutet, dass die richtige Interpretation von einem genauen Verständnis der individuellen klinischen Situation des Patienten abhängt (Böhm, Kremeier, Tusman, Reuter, & Pulletz, 2020). Aufgrund des Entstehungsmechanismus lässt sich mit der Kapnometriemessung eine direkte Aussage über die Kreislaufsituation und insbesondere daruber, ob ein eigenständiger Herz-Kreislauf besteht, treffen.

Der Messwert des höchsten CO_2-Anteils in der Ausatemluft wird als endexspiratorisches CO_2 ($etCO_2$) bezeichnet. Die numerische Darstellung dieses Wertes bezeichnet man als Kapnometrie und die graphische anhand eines Kurvengraphen als Kapnogramm bzw. Kapnographie. Die CO_2-Konzentration (%) wird i. d. R gemäß dem Lambert-Beer-Gesetz berechnet und üblicherweise als Partialdruck in Millimeter Quecksilbersäule (mmHg) angegeben. Er wird mittels Infrarot-Spektroskopie gemessen und kann auf zwei Arten erfolgen. Als Standardkapnographie gilt aufgrund ihrer weiten Verbreitung die zeitbasierte Kapnographie. Im intraoperativen und intensivmedizinischen Versorgungskontext kommt allerdings teilweise auch die volumenbasierte Kapnographie zum Einsatz.

Bei der Messung wird die Ausatemluft in der Messkammer mit Infrarotlicht bestrahlt. Die CO_2-Moleküle resorbieren das Licht, was eine proportionale Angabe zur Anzahl der Gesamtmoleküle ermöglicht. Aktuell stehen die zwei Varianten der Messung im Seitenstrom- und Hauptstromverfahren zur Anwendung zur Verfügung. Bei der Messvariante im Seitenstromverfahren (sidestream) wird eine Atemgasprobe durch eine Kunststoffleitung vom Atemwegsausgang oder der Atemwegshilfe/Beatmungssystem des Patienten zum Messgerät geleitet. In dieser Messkammer (Absorptionskammer) erfolgt dann die eigentliche Infrarot-Spektroskopie des enthaltenen Atemgases. Bei einer Messung im Hauptstromverfahren (mainstream) erfolgt die Messung mit Atemgas direkt im Beatmungssystem. Diese Messvariante ermöglicht im Vergleich zum Nebenstromverfahren eine Messung in Echtzeit, da keine Verzögerung der Werteanpassung durch den Transport der Atemgasprobe zum Messgerät entsteht (Oczenski, Andel, & Werba, 2006).

5.1 Auswertung des $etCO_2$

Als normwertig können endexspiratorische CO_2-Werte von 35–45 mmHg angesehen werden. Mit diesem Messwert können zugleich die Ventilation als auch die Hämodynamik des Patienten erfasst werden (Oczenski, Andel, & Werba, 2006). Zusätzlich zur Aussagekraft des numerischen $etCO_2$-Wertes der Kapnometrie lassen sich durch die Auswertung eines Kapnogrammes auch Ansatzpunkte für die Ursache von vorliegenden Veränderungen des Wertes finden.

Bevor wir jedoch mit der Auswertung eines Kapnogrammes beginnen, müssen wir uns zuerst einmal mit dem Aufbau eines physiologischen Kapnogrammes bei einer zeitbasierten Kapnographie beschäftigen. Dieses wird immer in einem Zweiachsendiagramm dargestellt. Die horizontale Achse stellt hierbei den CO_2-Partialdruck in mmHg und die vertikale Achse den Zeitstrahl dar. Der Dargestellte Graph lässt sich in folgende fünf Phasen unterteilen:

A. Das vorhandene Totraumvolumen aus den oberen Atemwegen wird entleert.
B. Das vorhandene Totraumvolumen aus den unteren Atemwegen sowie das Atemgas aus den Alveolen, das nicht am Gasaustausch teilgenommen hat, wird entleert.

C. Das vorhandene Atemgas aus den Alveolen, das am Gasaustausch teilgenommen hat, wird entleert.
D. Hierbei wird die höchste CO_2-Konzentration im Atemgas und damit der endexspiratorische CO_2-Partialdruck gekennzeichnet. Der letzte Messpunkt am Ende des Plateauwertes, bevor das Abfallen der Kurve die nächste Einatmung kennzeichnet und die CO_2-Kurve auf Null abfällt, wird als endtidaler CO_2-Wert ($etCO_2$) bezeichnet (Oczenski, Andel, & Werba, 2006) (Voigt & Pelikan).
E. Da die die Inspirationsluft fast kein CO_2 enthält, fällt das Kapnogramm während der Inspiration auf die Nulllinie.

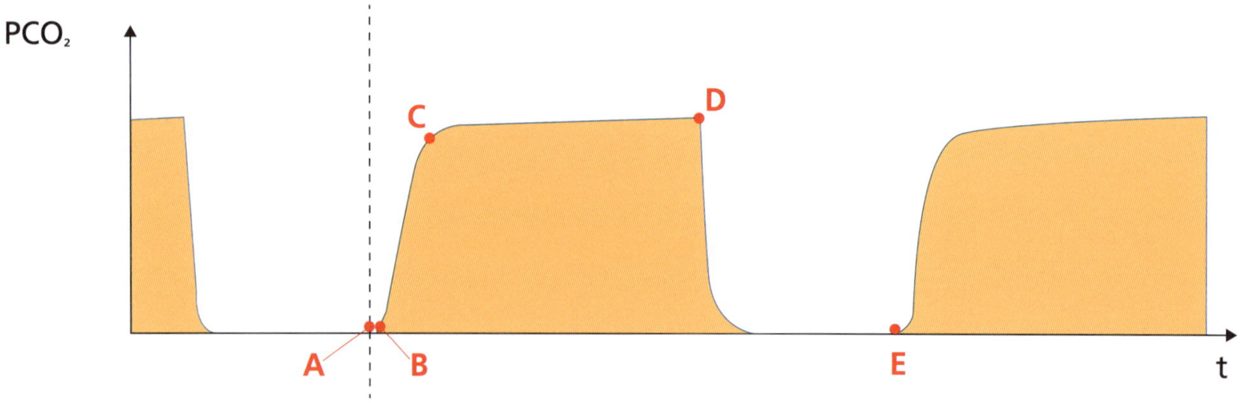

Abb. 5.1: Das physiologische Kapnogramm

Der in Phase D gemessene CO_2-Wert ist der höchste Wert und zeigt den eigentlichen endexspiratorischen Wert an, der als Messwert genutzt wird.

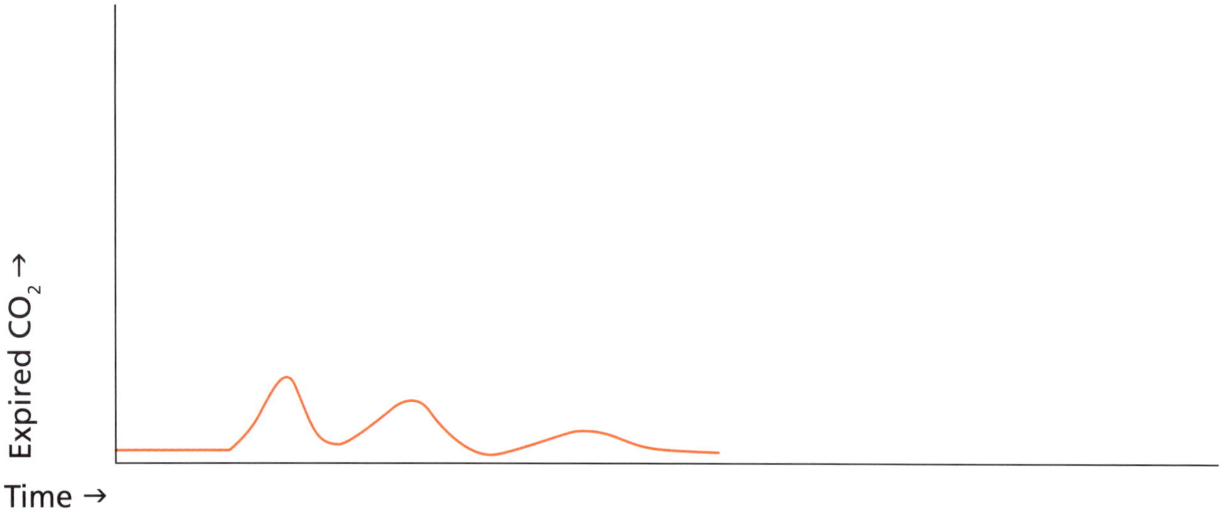

Abb. 5.2: Kapnogramm bei einer ösophagealen Intubation

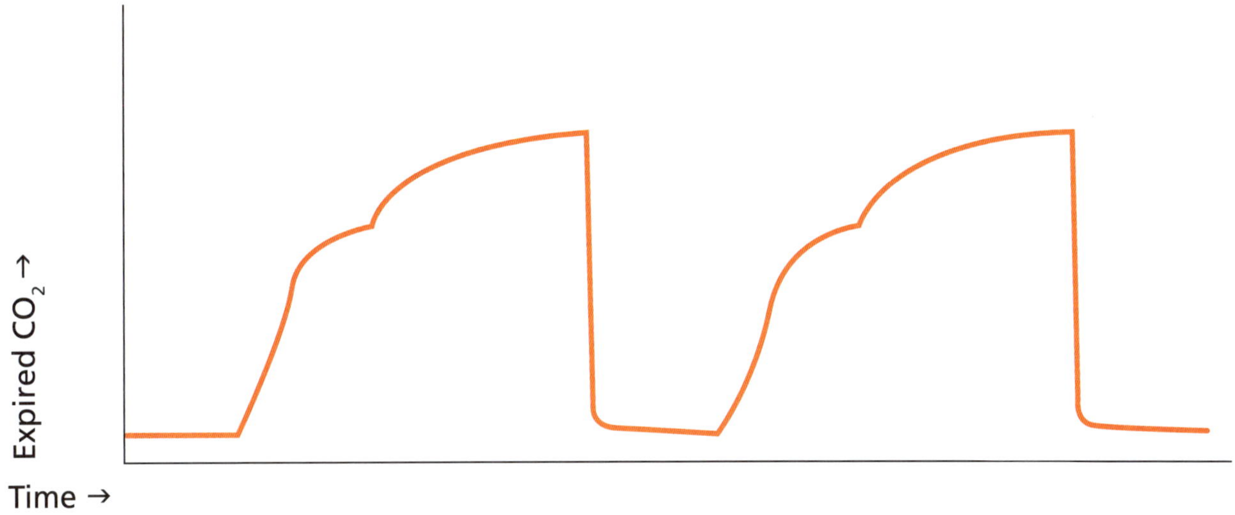

Abb. 5.3: Kapnogramm bei einer endobronchialen Intubation

Eine solche Veränderung des physiologischen Kapnogrammes kann bei Patienten beobachtet werden, bei denen eine inkomplette einseitige endobronchiale Intubation vorliegt. Dies kann z.B. bei einer zu tiefen Tubuslage zustande kommen (Yartsev, 2015).

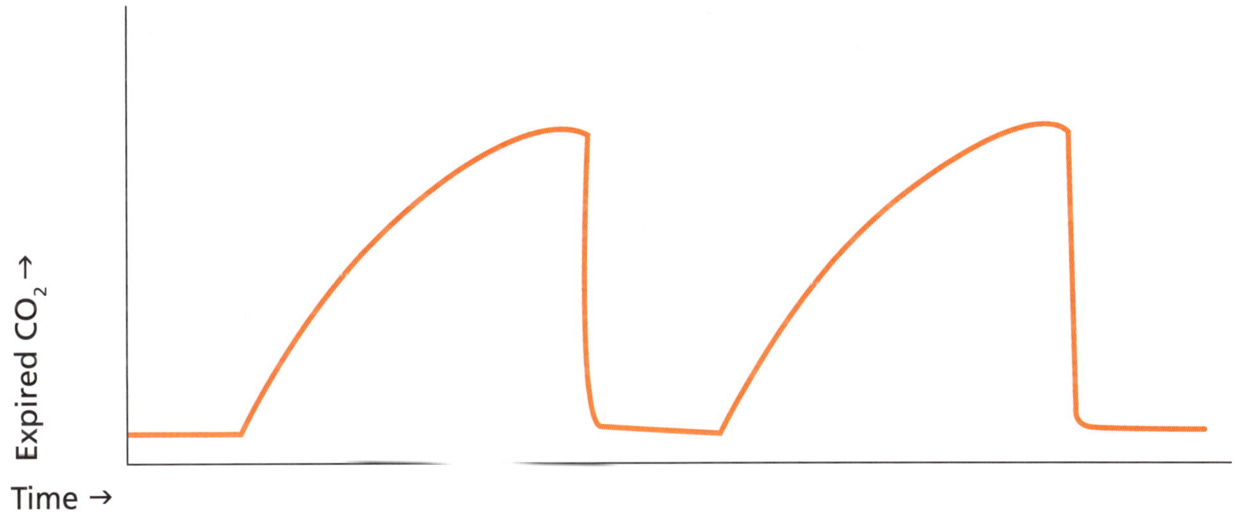

Abb. 5.4: Kapnogramm bei einem Bronchospasmus

Charakteristisch für einen Bronchospasmus ist die sägezahnartige Veränderung des Kapnogramms. Als Merkhilfe kann bei dieser Veränderung auch die visuelle Ähnlichkeit mit einer umgekehrten Haifischflosse genutzt werden. Zustande kommt diese Veränderung durch den erhöhten Widerstand während der Exspiration, hervorgerufen durch einen Bronchospasmus (Yartsev, 2015).

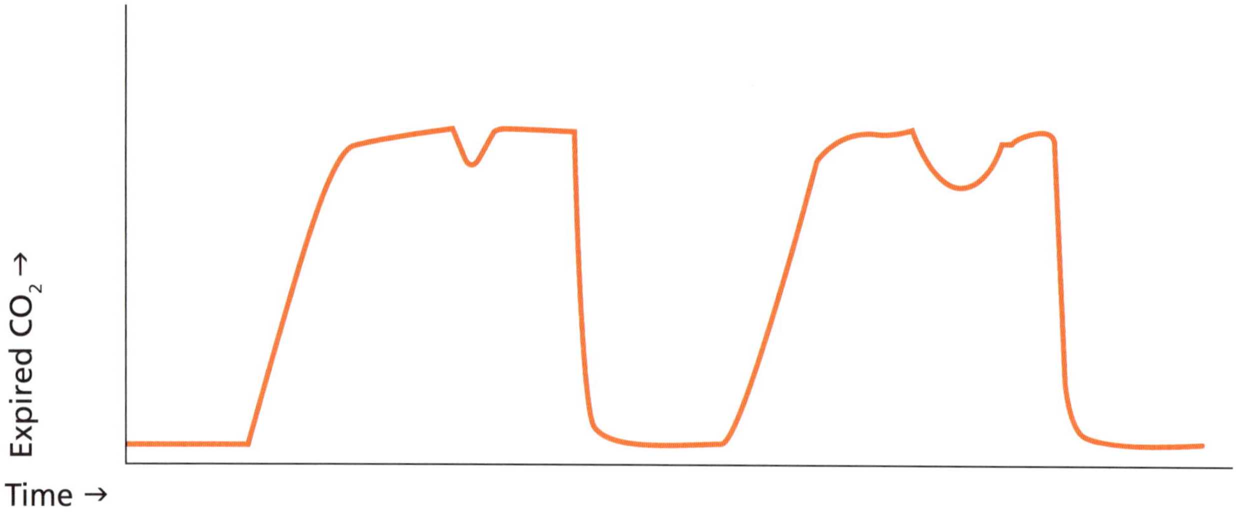

Abb. 5.5: Kapnogramm bei einem »curare cleft«

Überlagerung der Exspiration bei einem maschinell beatmeten Patienten durch spontane Atemzüge des Patienten. Dieser Befund wird umgangssprachlich auch als »dazwischenatmen« beschrieben (Yartsev, 2015) (Larsen, 2004).

Tab. 5.2: Fehlerquellen und Ursachen eines veränderten etCO² in Notfallsituationen eigene Zusammenstellung nach (Oczenski, Andel, & Werba, 2006)

Problem	Ursache
Erhöhter $PaCO_2$ – und $PetCO_2$-Gradient	• Blutdruckabfall/Schock • Lungenaterienembolie • Herz-Kreislaufstillstand
Plötzlicher Abfall des pCO_2	• Diskonnektion des Beatmungssystems • Tubusobstruktion z. B. durch eine sekrete Verlegung • Dislokation des Tubus • Leckage • Hypovolämie • Hyperventilation • Hypothermie
Anstieg des $etCO_2$	• Hypoventilation • Applikation von Na-Bikarbonat • Rückatmung • Maligne Hyperthermie (ausschließlich bei Narkosegas-Anwendung)

Lernzusammenfassung

- Bei der Interpretation von gemessenen CO_2-Werten muss beachtet werden, dass es sich hierbei um einen Sensitiven Wert handelt, dessen Bedeutung immer im Kontext zu den auslösenden Ursache gesehen werden sollte.
- Als normwertig gelten endexspiratorische CO_2-Werte von 35–45 mmHg.
- Für eine Messung kommen zwei Varianten in Frage. Entweder die Messung im Seitenstrom- oder Hauptstromverfahren.
- Zusätzlich zu den numerischen Messwerten der Kapnometrie, kann die Auswertung der Kapnographie sehr hilfreiche, uns richtungsweisende Informationen liefern.

Eigene Notizen

6 Wie und was kann mit dem ZVD gemessen werden?

Der Zentralvenöse Druck (ZVD) ist der gemessene Druck in der V. cava inferior vor dem rechten Atrium. Das gesammelte Blut, welches aus dem venösen Gefäßsystem nachfließt, sammelt sich hier und wird durch das Herz weiter gepumpt. Durch das Volumen entsteht ein individueller Druck auf die Gefäßwand der V. cava, vor dem rechten Atrium welcher in mmHg messbar ist. Der ZVD stellt sich als flache, leicht pulsative Kurve dar. Für die Pulsation ist die Pumpbewegung des Herzens verantwortlich. Normwerte für Erwachsene belaufen sich auf 1–9 mmHg (Ullrich, Stolecki, & Grünewald, 2010).

Die Messmethode ist identisch zur invasiven Blutdruckmessung. Lediglich die Messung in einem venösen Gefäß statt einer Arterie unterscheidet beide Messtechniken.

Aus der V. cava inferior und superior kommend erzeugt das Blut vor dem rechten Atrium einen Flüssigkeitsdruck, dieser ist als ZVD messbar. Der dort herrschende Druck sorgt für die Füllung des Atriums und für eine gewisse Vorspannung. Dies wird als Vorlast bezeichnet. Eine steigende Vorlast und damit steigende Vorspannung, ermöglicht es dem Atrium effizienter zu kontrahieren und so den Blutauswurf aus dem li. Ventrikel zu steigern. Eine abnehmende oder steigende Vorspannung bestimmt maßgeblich die Auswurfsleistung des Atriums sowie der darauffolgenden Strukturen des Herzens. Dieses Zusammenspiel nennt man Frank-Starling-Mechanismus. Dieser beschreibt die endliche Zunahme der Auswurfsleistung bei steigender Vorspannung.

Der ZVD kann somit als Indikator für den intravasalen Volumenstatus bzw. die Effektivität der Füllung des Herzens herangezogen werden. Aufgrund der fehleranfälligen Messart (siehe invasive Blutdruckmessung; ▶ Kap. 3,2), den komplexen Auswirkungen von externen als auch internen Faktoren, ist die Aussagekraft des ZVDs für den Volumenhaushalt des Patienten nur bei Verlaufsmessungen aussagekräftig.

Einschränkend für die Verwertbarkeit des ZVDs sind (Habicher, et al., 2021):

- Einsatz von Vasopressoren oder -dilatatoren
- Beatmung mit PEEP oder anderen positiven Drücken

Gemessen wird der ZVD auf der Höhe des rechten Atriums. Dieser liegt beim geraden, auf dem Rücken liegenden Patienten auf Höhe des Sternums auf der Linie der Mitte der oberen 2/3 des Thorax. Dieser Punkt lässt sich mittels einer Thoraxsschublehre ausmessen.

Stark erhöhte Werte können von einer Hypervolämie, einem Rechtsherzversagen, einem pulmonalen Hochdruck, einer Lungenembolie oder Ähnlichem herrühren.

Lernzusammenfassung

- Der ZVD beschreibt den durch den Blutfluss der V. cava inferior und superior entstehenden Druck vor dem rechten Atrium.
- Als Normwerte für Erwachsene gelten Drücke von 1–9 mmHg.
- Der ZVD kann als Indikator für den intravasalen Volumenstatus herangezogen werden. Aufgrund der fehleranfälligen Messart, der externen und internen Faktoren, ist die Aussagekraft des ZVDs für den Volumenhaushalt des Patienten nur bei Verlaufsmessungen aussagekräftig.
- Sollten stark erhöhte Werte gemessen werden, können diese von einer Hypervolämie, einem Rechtsherzversagen, einem pulmonalen Hochdruck, einer Lungenembolie oder Ähnlichem hervorgerufen werden.
- Besonders bei akut auftretenden ZVD-Erhöhungen, ungeachtet des Ausgangs-ZVDs, sollte deren Ursache zügig abgeklärt werden. Hierbei sollte besonders abgeklärt werden, ob es ggf. zu einem rechtsherzversagen durch Faktoren wie einer Embolie o. Ä. gekommen ist.

Eigene Notizen

Reflexionsfragen

Zu Kap. 1: Wie funktioniert die Pulsoxymetrie?

Mit der normalen Pulsoxymetrie kann gemessen werden, …

a) wie viel Hämoglobin mit O^2 beladen ist.
b) wie viel Hämoglobin im Körper enthalten ist.
c) wie viel Hämoglobin mit CO beladen ist.
d) wie viele Thrombozyten mit O^2 beladen sind.
e) wie viel metHB mit CO beladen ist.

Zu Kap. 2: Welche Möglichkeiten zur Herzrhythmusüberwachung gibt es?

Worüber kann ein EKG Aufschluss geben?

a) Pumpkraft des Herzmuskels
b) elektrische Aktivität des Herzens
c) Größe und Volumen des Herzens
d) Effektivität der Coronarperfusion
e) den myokardialen Sauerstoffverbrauch.

Zu Kap. 3: Was ist ein Blutdruck und was sind seine Norm- und Grenzwerte?

Wie werden invasive Drücke i. d. R. gemessen?

a) Mittels Gegendruck, welchen die Gefäße gegen die Manschette aufbauen.
b) Mittels der Weiterleitung des Drucks über eine Flüssigkeitssäule.
c) Über die Abstände der Pulswelle zur elektrischen Aktivität des Herzens.
d) Über die Spritzhöhe arterieller Blutungen.
e) Nach dem oszillometrischen Prinzip.

Zu Kap. 4: Kann man den Hirndruck eigentlich messen?

Wenn Zweifel an der Genauigkeit der Hirndruckmessung bestehen, welche Fehler könnten ursächlich sein?

a) Vasokonstrikoren dezimieren den cerebralen Blutfluss und somit das Blutvolumen.
b) Das Messsystem ist diskonnektiert, verstopft und mit Luft verunreinigt.
c) Erhöhte Beatmungsdrücke verringern den venösen Rückfluss aus dem Gehirn.
d) Die Lagerung des Patienten ist nicht optimal.
e) Die Raumtemperatur hat sich kurzfristig um >+-3°C geändert.

Zu Kap. 5: Gibt es eine Möglichkeit das Verstoffwechseln von Sauerstoff zu messen?

Welcher Luftanteil der Expiration weist den höchsten CO_2-Wert auf?

a) Oro- Nasopharynx
b) endtidaler Anteil
c) Totraumvolumen
d) Luft aus dem Magen
e) alveolarer Anteil

Zu Kap. 6: Wie und was kann mit dem ZVD gemessen werden?

Welchen Druck beschreibt der zentralvenöse Druck?

a) Den Druck innerhalb der Pulmonalarterie.
b) Den fortgesetzten arteriellen Druck bis in die V. Cava.
c) Die Vorlast des re. Vorhofs.
d) Den Volumenstatus des Patienten.
e) Den Druck innerhalb des re. Vorhofs.

Antworten: Kap. 1 a); Kap. 2 b); Kap. 3 b); Kap. 4 b); Kap. 5 b); Kap. 6 c)

Literatur

Böhm, S. H., Kremeier, P., Tusman, G., Reuter, D., & Pulletz, S. (2020). Grundlagen der Volumetrischen Kapnographie. Der Anästhesist(04/2020), S. 288–296.

braintrauma.org. (2016). Guidelines for the Management of Severe Traumatic Brain Injury, https://braintrauma.org/uploads/03/12/Guidelines_for_Management_of_Severe_TBI_4th_Edition.pdf, Abgerufen am :17.08.2021.

Dützmann, S. (2014). Neurochirurgie. München: Elsevier.

Firsching, R., Schwerdtfeger, K., Maurer, M. (2015). Leitlinie Schädelhirntrauma im Erwachsenenalter. AWMF.ORG: https://www.awmf.org/leitlinien/detail/ll/008-001.html, Abgerufen am 01.03.2021

Frontera, J. A. (2009). Decision Making in Neurocritical Care. New York: Georg Thieme Verag.

Habicher, Zajonz, Bauer, Böning, Erb, Göpfert, Haas. (2021). S3-Leitlinie zur intensivmedizinischen Versorgung herzchirurgischer

Patienten, awmf.org. https://www.awmf.org/uploads/tx_szleitlinien/001-016l_S3_Intensivmedizinische_Versorgung-Haemodynamisches-Monitoring_2018-06.pdf, Abgerufen am: 17.08. 2021

Hahn, & Adler. (2010). Tachykarde Herzrhythmusstörungen. In Checkliste innere Medizin (S. 296–299). Stuttgart: Georg Thieme Verlag.

Hutter H., E. (2018). Intrakranieller Druck (ICP), S1- Leitlinie. Deutsche Gesellschaft für Neurologie(Hrsg.): www.dgn.org/leitlinien/, Abgerufen am 24.08.2018

Larsen, R. (2004). Anästhesie und Intensivmedizin für die Fachpflege. Berlin: Springer Verlag.

Leuwer & Adams. (2010). Kohlenmonoxid (CO). In Checkliste Intensivmedizin (S. 616–617). Stuttgart: Georg Thieme Verlag.

Leuwer & Adams. (o. J.). Checkliste Intensivmedizin. Stuttgart: Georg Thieme Verlag.

Mancia, Fagard, Narkiewicz, Redon, Zanchetti, Bohm. (2013). 2013 ESH/ESC guidelines for the management of arterial hypotension : the Task Force for the Management of Arterial Hypotension of the European Society of Hypotension (ESH) and of the European Society of Cardiology (ESC). European heart journal, S. 2159–2219.

Menche & Allert. (2004). Beobachtung des Blutdrucks. In Pflege heute. Lehrbuch für Pflegeberufe (S. 162–164). München: Elsevier Urban & Fischer.

Menche, & Allert. (2004). Herzrhythmusstörungen. In Pflege Heute (S. 646–650). München: Elsevier Urban & Fischer.

Oczenski, W., Andel, H., & Werba, A. (2006). In W. Oczenski, H. Andel, & A. Werba, Atem – Atemhilfe (S. 359–361). Stuttgart: Georg Thieme Verlag.

Schuster. (2005). Atrioventrikuläre Überleitungsstörung. In EKG-Kurs für Isabel (S. 770–832). Stuttgart: Georg Thieme Verlag.

Silbernagl, S., Despapoulos, A. (2000). Taschenatlas der Physiologie. Stuttgart: Georg Thieme Verlag.

Teleflex. (o. J.). Pilling Duisburger Nadel & Hohlschraube. Teleflex Incorporated

Ullrich, Stolecki, Grünewald. (2010). Intensivpflege und Anästhesie. Stuttgart: Georg Thieme Verlag.

Voigt, E., & Pelikan, J. (o. J.). CO2-Messung in der Beatmung. Dräger Medical Deutschland GmbH: https://www.draeger.com/Products/Content/co2-measurement-bk-gesamt-9097449-de.pdf, Abgerufen am 01.03.2021

Yartsev, A. (2015). Abnormal capnography waveforms and their interpretation. Retrieved Mai 2021, from Deranged Physiology: www.derangedphysiology.com/main/core-topics-intensive-care/mechanical-ventilation-0/Chapter%205.1.7/abnormal-capnography-waveforms-and-their-interpretation

Stichwortverzeichnis

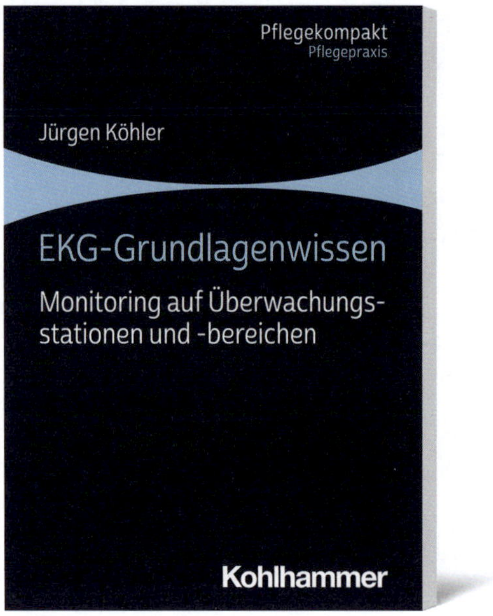

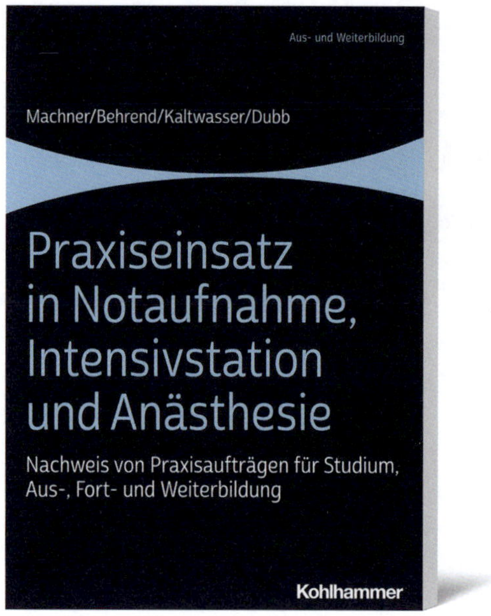

Jürgen Köhler

EKG-Grundlagenwissen

Monitoring auf Überwachungsstationen und -bereichen

2022. 141 Seiten mit 75 Abb. und 8 Tab. Kart.
€ 24,–
ISBN 978-3-17-039578-7
Pflegekompakt

Das Buch bietet eine Einführung über die Anatomie des Herzens und die physiologische Herz-Reizleitung. Anhand von EKG-Streifen werden verschiedene EKG-Ableitungsmethoden, diverse Herzrhythmusstörungen und die Herzinfarkterkennung sowie mögliche Fehlerquellen am Überwachungsmonitor erläutert.
Ein anschließender Fragenkatalog ermöglicht eine Überprüfung des gelernten Wissens und eine Zuordnung von EKG-Streifen zu den entsprechenden Störungen. Pflegende erlangen somit Sicherheit in der Schnellinterpretation des Monitor- und des Notfall-EKGs.

Jürgen Köhler, Krankenpfleger mit der Fach-Weiterbildung für Anästhesie und Intensivpflege, Pflegeexperte für Chest Pain Units, Leiter der Intermediate Care mit integrierter Chest Pain Unit im Siloah St. Trudpert Klinikum, Pforzheim.

Machner/Behrend/Kaltwasser/Dubb

Praxiseinsatz in Notaufnahme, Intensivstation und Anästhesie

Nachweis von Praxisaufträgen
für Studium, Aus-, Fort- und Weiterbildung

2021. 128 Seiten. Kart.
€ 24,–
ISBN 978-3-17-039582-4

Das Praxishandbuch begleitet und unterstützt Lernende bei ihren Einsätzen im Rahmen von Studium, Aus-, Fort- und Weiterbildung in der Notaufnahme, der pädiatrischen Notaufnahme, Anästhesie und Intensivstation. Es bietet einen Überblick über häufige Behandlungsanlässe mit Leitsymptomen, zu denen jeweils konkrete Praxisaufträge formuliert sind. Die Praxisaufträge geben Lernenden ein Raster zur strukturierten Bearbeitung an die Hand, sodass bereits vorhandene Kompetenzen gezielt erweitert werden können. Die Inhalte sind so gestaltet, dass sie die Praxiseinsätze aller in den betreffenden Funktionsbereichen lernenden Professionen abdecken.

Mareen Machner, Dipl. Wipäd., M. Sc., cand. Dr. rer. medic, Fachkrankenpflegerin A+I und Notfallpflege, Charité – Universitätsmedizin Berlin.
Dr. rer. medic. Ronja Behrend, Physiotherapeutin, B. A., Management im Gesundheitswesen M. Sc., Charité – Universitätsmedizin Berlin.
Rolf Dubb, B. Sc., M. A., Fachkrankenpfleger A+I, Intensive Care Practitioner, Akademie der Kreiskliniken Reutlingen GmbH.
Arnold Kaltwasser, B. Sc., Fachkrankenpfleger A+I, Intensive Care Practitioner, Fachbereichsleiter, Akademie der Kreiskliniken Reutlingen GmbH.

Auch als E-Book erhältlich.
Leseproben und weitere Informationen: **shop.kohlhammer.de**